脳卒中・脳外傷者の自動車運転に関する指導指針

Clinical Guidance for Management of Driving
after Stroke and Traumatic Brain Injury

公益社団法人 **日本リハビリテーション医学会**
臨床医のための脳卒中・脳外傷者の自動車運転に関する指導指針策定委員会　編

株式会社 新興医学出版社

発刊に寄せて

　日本リハビリテーション医学会は，2017年から「リハビリテーション医学」を「活動を育む医学」とし，その説明に「機能回復」「障害克服」「活動を育む」の3つのキーワードをあげています．すなわち，疾病・外傷で低下した身体・精神機能を回復させ，障害を克服するという従来の解釈の上に立って，ヒトの営みの基本である「活動」に着目し，その賦活化を図る過程であるとしています．

　「日常での活動」としてあげられる，起き上がる，座る，立つ，歩く，手を使う，見る，聞く，話す，考える，衣服を着る，食事をする，排泄する，寝る，などが有機的に組み合わさって，掃除・洗濯・料理・買い物などの「家庭での活動」，就学・就労・余暇などの「社会での活動」につながっていきます．本指導指針のテーマである自動車運転は，それ自体が重要な「活動」であるとともに，障害者が，再び，「社会での活動」をする上で極めて大切な手段となります．

　日本リハビリテーション医学会では，診療ガイドライン委員会を通して，これまでに，「障害者の体力評価ガイドライン」「脳性麻痺リハビリテーションガイドライン」「神経筋疾患・脊髄損傷の呼吸リハビリテーションガイドライン」「リハビリテーション医療における安全管理・推進のためのガイドライン」「がんのリハビリテーション診療ガイドライン」を上梓して参りました．リハビリテーション医療では，リハビリテーション科医，理学療法士，作業療法士，言語聴覚士，義肢装具士，歯科医，看護師，薬剤師，管理栄養士，公認心理師/臨床心理士，社会福祉士/医療ソーシャルワーカー，介護支援専門員/ケアマネジャー，介護福祉士など多くの専門職が，医療チームを形成しリハビリテーション診療を実践しています．これらのガイドラインは，医療チーム内で共有されるべき指針でもあります．

　自動車運転についても同様です．安全な交通社会のなかで，障害者の「活動」を育む仕組みづくりは，医師と専門職，公安委員会をはじめとする行政職，全国の自動車学校の関連職員，自動車開発を行う工学系技術者など，多くの方々がチームとして取り組む事業だと考えます．

　超高齢社会となった日本において，高齢者の自動車事故や脳卒中・脳外傷者のてんかん事故は大きな課題となっています．本指導指針は，こうした痛ましい事故を防ぐとともに，脳卒中・脳外傷者の安全な「社会での活動」を促す一助になることを期待します．

2021年1月

公益社団法人 日本リハビリテーション医学会
理事長　久保俊一

序　文

　近年，高齢者や認知機能の低下した方の運転による交通事故が後を絶ちません．さらに，脳卒中や脳外傷などの脳損傷に起因する症候性てんかんが原因の自動車事故に関しても数多くの報道がなされ，そのたびに，運転者の運転能力の有無，運転免許所持の是非を問う社会的関心が高くなっています．しかし，一方で，脳損傷者にとっても，自動車運転は，社会参加，社会復帰のための重要な手段であることから，運転再開においては，運転能力評価に関わる専門職間および当事者，ご家族の間で，安全運転に必要とされる一定の基準を共有することが求められています．

　わが国では，制度上，認知症に関しては，「認知症」と診断されると，運転は禁じられています．一方，「高次脳機能障害」と診断される疾患の大半を占める脳卒中および脳外傷については，いまだ運転再開の明確な基準は設けられていません．しかし，日本神経学会は，「てんかん診療ガイドライン 2018」（日本神経学会監修）において，てんかんの問題に触れ，自動車運転の再開に際し，てんかんは国内法規に則って運転の是非を決めると明記しています．また，日本精神神経学会は，「患者の自動車運転に関する精神科医のためのガイドライン」を提示し，精神科疾患を対象に，医師の責任と対応方法について，概論的な内容で記述しています．また，日本医師会も，疾患を有する患者の運転について，「道路交通法に基づく一定の症状を呈する病気等にある者を診断した医師から公安委員会への任意の届出ガイドライン」（平成 26 年 9 月）において，概論的な説明をしています．さらに，日本認知症学会は，日本神経学会，日本神経治療学会，日本老年医学会と合同で，改正道路交通法施行と高齢運転者交通事故防止対策に向けた提言を発表しています．

　一方，欧米は，わが国以上に自動車社会が定着しており，運転再開に向けた指針が普及しています．英国では，政府が運転免許庁（Driver and Vehicle Licensing Agency：DVLA）を設置し，医療専門職向けに 140 ページにわたり，各種疾患に起因する障害者の運転の適否を示した指針を作成しています．また米国では，米国医師会が，300 ページ以上にわたって，"Clinician's Guide to Assessing and Counseling Older Drivers" と題する高齢ドライバーの運転基準を明記し，同じく米国の運転リハビリテーション専門師協会は，運転能力に関わる各障害のチェックポイントを 52 ページにわたりガイドラインとして公表しています．また，カナダ医師会は医師に対し，「患者の運転能力を適切に判断するべきである」として，判断材料の一助として，"Determining medical fitness to operate motor vehicles" と題する冊子を公表しています．さらに，欧州連合でも，EU 運転免許制度として，一般運転手と職業運転手を分けて運転再開基準を提示しています．

　以上のように，欧米の先進諸国では，統一した運転再開基準が示されているのですが，わが国ではいまだ，このような，包括的な運転再開指針は作成されていない現状にあります．そこで，このたび，わが国の法制度（道路交通法等）をもとにして，脳卒中および脳外傷を患った方々が，安全に運転を再開できるための指導指針をまとめ，指導にあたる専門職，および，当事者，ご家族の共通の手引書として本書を作成いたしました．病気や事故後も社会参加のため

に運転をしてほしい，しかし安全な交通社会は維持しなければならない，この両者をかなえるべく，本書をお役立ていただきたいと思います．

2021 年 1 月

日本リハビリテーション医学会
臨床医のための脳卒中・脳外傷者の自動車運転に関する指導指針策定委員会
委員長　渡邉　修

作成組織

❖ 作成主体

　日本リハビリテーション医学会

❖ 診療ガイドラインコア委員会

津田　英一	弘前大学大学院医学研究科リハビリテーション医学講座教授
宮越　浩一	亀田総合病院リハビリテーション科部長
松元　秀次	了德寺大学健康科学部医学教育センター教授
竹内　直行	秋田大学大学院医学系研究科保健学専攻理学療法学講座教授
柴田　斉子	藤田医科大学医学部リハビリテーション医学Ⅰ講座准教授
戸田　光紀	兵庫県立リハビリテーション中央病院整形外科， リハビリテーション科医長
影近　謙治	富山県リハビリテーション病院・こども支援センター院長
角田　　亘	国際医療福祉大学医学部リハビリテーション医学講座主任教授
渡邉　　修	東京慈恵会医科大学リハビリテーション医学講座教授
和田　　太	東京女子医科大学リハビリテーション科准教授

❖ 臨床医のための脳卒中・脳外傷者の自動車運転に関する指導指針策定委員会

渡邉　　修	東京慈恵会医科大学リハビリテーション医学講座教授
佐伯　　覚	産業医科大学リハビリテーション医学講座教授
武原　　格	東京都リハビリテーション病院リハビリテーション科部長
上月　正博	東北大学大学院医学系研究科教授
加藤　徳明	産業医科大学リハビリテーション医学講座講師
一杉　正仁	滋賀医科大学社会医学講座法医学部門教授
川合　謙介	自治医科大学脳神経外科教授

❖ 外部協力者（オブザーバー）

蜂須賀研二	九州労災病院門司メディカルセンター院長， 日本安全運転・医療研究会顧問， 産業医科大学名誉教授
米本　恭三	日本安全運転・医療研究会顧問， 東京慈恵会医科大学名誉教授
有賀　　徹	日本交通科学会会長， 独立行政法人労働者健康安全機構理事長， 昭和大学名誉教授

（敬称略，順不同）

本書「脳卒中・脳外傷者の自動車運転に関する指導指針」について

1. 目的

　脳卒中者および脳外傷者が，急性期，回復期の治療後に自動車運転を希望する場合に，運転指導にあたる専門職の実践的な手引書となることを目的とした．そのために，本書には，わが国の法的根拠を前提に，渉猟される限りの研究報告と海外のガイドラインをもとに医学的知見を盛り込んだ．

2. 本書の読者

　本指導指針を利用する読者として，医療職（医師，看護師，理学療法士，作業療法士，言語聴覚士，臨床心理士等），行政職（警察，公安委員会等），技術職（機械，自動車工学等），教習所関連職，および，患者・家族等，幅広い層を想定し執筆した．

3. 作成過程

（1）作成組織

　本指導指針は，日本リハビリテーション医学会により，「臨床医のための脳卒中・脳外傷者の自動車運転に関する指導指針策定委員会」が結成され，同委員会の７名と外部協力者（オブザーバー）３名（別項参照）の助言のもとで作成した．

（2）内容構成

　総論では，基本となる９つの共通事項を整理し，各論では，各疾患の特徴，各種合併症の問題を４つの事項にわけて詳述した．以上，13の事項には，それぞれ，下位項目を設定し，臨床上のポイントとなる重要事項を，Question（疑問点）として掲げ，その回答文を，「推奨」として明示した．そして，根拠となる文献を含め，解説文を付記した．

（3）外部評価

　以上の過程でまとめたQuestionと推奨文は，日本リハビリテーション医学会のウェブサイトで１ヵ月間公開し，日本リハビリテーション医学会の会員からパブリックコメントを募集した．それぞれのコメントにつき，当策定委員会にて検討を行い，最終的なまとめを作成した．

（4）利益相反（Conflict of Interest：COI）

　策定に関わった策定委員や協力者は，日本リハビリテーション医学会の規定に則った利益相反に関する報告書を提出している．ここでは，推奨に影響を与える可能性があるCOIはみられなかった．また，担当者の選定にあたっては，アカデミックCOIにも配慮した．

4. 本書の利用にあたっての注意点

・本書は，脳卒中者および脳外傷者が，自動車運転を行うことに際して，わが国の法的基準を明示するとともに，安全な運転能力の評価方法について多角的視点より記述している．安全な運転能力の有無を評価する方法は，いまだ国際的にも統一したものはなく，本書で記述し

た内容は，一つの例示，一つの推薦に過ぎない．その内容を遂行できる医療機関，専門機関は限られているのが現状である．

・本書で述べる内容は，あくまでも「推奨で，実施することが望ましい」と考えるが，実施するかどうか，実施できるかどうかは，各医療機関，専門機関の実情に合わせて判断すべきものであると考えている．

CONTENTS

第1章 総 論

1. 免許取得・更新のための基本的な考え方と手順

2. 自動車運転を支える法制度

3. 自動車運転に必要な身体，視覚および聴覚機能

4. 自動車運転に必須な高次脳機能（神経心理学的検査を含む）

5. 自動車運転と薬剤

6. 診断書記載の注意点

7. 自動車改造

8. 職業運転

9. 患者・家族指導

第2章 各 論

1. 脳卒中

2. 脳外傷

3. てんかん

4. 併存疾患（心臓疾患，糖尿病，高血圧）および高齢者

資　料

《Column》

第**1**章
総　論

Question 1-1-1 どのように道路交通法にもとづく指導を行うか？

推 奨

● 公安委員会（運転免許センター）の安全運転相談窓口（旧運転適性相談窓口）に行く必要性を説明する.
● 運転免許証更新時の一定の病気等の症状に関する質問票の重要性と虚偽申告による罰則について説明する.
● 危険運転致死傷罪について説明する.
● 一定の病気を理由に免許を取り消された場合における免許再取得時の試験の一部免除と免許のみなし継続について説明する.
● 運転免許証の自主返納と運転経歴証明書について説明する.

解 説

　患者が自動車運転再開を希望する場合，専門職は道路交通法に則り指導を行う．患者および家族に法的根拠と運転再開の流れを説明し，運転再開の可否を判断する各種評価を施行する．その際，運転再開に長期間を要する場合や運転再開が困難と判断された場合についても説明を行う．

　病気に係る運転免許制度については，平成11（1999）年の障害者に係る欠格条項の見直しに伴い，病名による運転免許の可否判断から，病気の症状で自動車等の安全な運転の支障の有無を判断することに変更となり，平成13（2001）年に道路交通法が改正された．

1. 公安委員会（運転免許センター）の安全運転相談窓口（旧運転適性相談窓口）

　かつて道路交通法では，精神病者，精神薄弱者，てんかん病者，目が見えない者，耳が聞こえない者または口がきけない者等については，病名により免許を与えない，いわゆる「絶対的欠格事由」があった．しかし，平成13（2001）年の改正により「絶対的欠格事由」は撤廃され，一定の病気等にかかっている，または身体に障害が生じているものであっても，自動車等の安全な運転に支障がない場合や，支障がない程度まで回復する場合もあることから，病気の症状に伴う自動車等の安全な運転の支障の有無により可否を個別に判断する「相対的欠格事由」に変更され，平成14（2002）年から施行された．

　道路交通法では，運転免許の拒否，取消し，保留および停止の事由として，幻覚の症状を伴う精神病，発作により意識障害または運動障害をもたらす病気，その他自動車等の安全な運転に支障を及ぼすおそれがある病気，（介護保険法第5条の2に規定する）認

知症，アルコール，麻薬，大麻，あへんまたは覚せい剤の中毒者と規定している．道路交通法施行令および警察庁による「一定の病気等に係る免許の可否等の運用基準」（**巻末資料1** 参照）では，より具体的に以下に示す状態を，運転免許の拒否，取消し，保留および停止の事由と規定している．

- 統合失調症
  （ただし，自動車等の安全な運転に必要な認知，予測，判断または操作のいずれかにかかる能力を欠くこととなるおそれがある症状を呈しないものを除く）
- てんかん
  （ただし，発作が再発するおそれがないもの，発作が再発しても意識障害および運動障害を生じないもの，発作が睡眠中に限り再発するものを除く）
- 再発性の失神
  （脳全体の虚血により一過性の意識障害をもたらす病気であって，発作が再発するおそれがあるものをいう）
- 無自覚性の低血糖
  （ただし，人為的に血糖を調整することができるものを除く）
- そううつ病
  （ただし，そう病およびうつ病を含み，自動車等の安全な運転に必要な認知，予測，判断または操作のいずれかにかかる能力を欠くこととなるおそれがある症状を呈しないものを除く）
- 重度の眠気の症状を呈する睡眠障害
- その他，自動車等の安全な運転に必要な認知，予測，判断または操作のいずれかにかかる能力を欠くこととなるおそれがある症状を呈する病気

　脳卒中等は，その他，自動車等の安全な運転に必要な認知，予測，判断または操作のいずれかにかかる能力を欠くおそれがある症状を呈する病気に含まれる[1]ため，運転再開前には公安委員会（運転免許センター）の安全運転相談（旧運転適性相談）を受ける必要がある．

2. 運転免許証更新時の一定の病気等の症状に関する質問票と虚偽申告による罰則

　平成26（2014）年6月1日に道路交通法改正がなされ，運転免許の取得や更新時には一定の病気等の症状に関する「質問票」を提出するなどの規定が整備された．当該質問票を交付された免許申請者は当該質問票に必要事項を記載し，申請書とともに記載済みの質問票を提出しなければならない（道路交通法第89条第2項，第101条第4項，第101条の2第2項）[1]．

　質問票の具体的質問内容は，以下の5項目である．

1. 過去5年以内において，病気（病気の治療に伴う症状を含みます）を原因として，または原因は明らかでないが，意識を失ったことがある

2. 過去5年以内において，病気を原因として，身体の全部または一部が，一時的に思い通りに動かせなくなったことがある
3. 過去5年以内において，十分な睡眠時間を取っているにもかかわらず，日中，活動している最中に眠り込んでしまった回数が週3回以上となったことがある
4. 過去1年以内において，次のいずれかの状態に該当したことがある
    ・飲酒を繰り返し，絶えず体にアルコールが入っている状態を3日以上続けたことが3回以上ある
    ・病気の治療のため，医師から飲酒をやめるよう助言を受けているにもかかわらず，飲酒したことが3回以上ある
5. 病気を理由として，医師から，運転免許の取得または運転を控えるように助言を受けている

平成29（2017）年8月25日付け道本運試第1483号（運管合同）の「一定の病気等に係る運転免許の可否等に関する判断基準の運用について」によると，質問票の1および2から想定される病気として脳卒中等が挙げられている[2]．質問票に虚偽の回答をすると罰則が処せられ，罰則内容は1年以下の懲役または30万円以下の罰金となっている（道路交通法第117条の4第2項）[1]．これらのことより，急性期病院から直接自宅に退院となる軽症の脳卒中・脳外傷患者から回復期リハビリテーション病棟でリハビリテーション医療を受け自宅に退院となった患者まで対象となる．脳卒中や脳外傷により，たとえ一時的にでも意識消失や身体機能障害が生じた場合は，質問票の1および/または2の質問に「はい」と回答する必要がある．

3. 危険運転致死傷罪

　危険運転致死傷罪第3条では「アルコールや薬物，若しくは運転に支障を及ぼすおそれのある病気の影響により正常な運転に支障が生じる恐れがある状態で自動車を運転し，よって正常な運転が困難な状態に陥り，人を死傷させた場合」に致死で15年以下の懲役，致傷で12年以下の懲役とされている．

　患者の自己判断で自動車運転を再開することは非常に危険であり，医師による安全運転の可否判断が重要である．医師が運転再開に関し危険と判断した患者が指導内容を聞き入れない場合や，てんかんなどの疾病があり運転者自身が意識消失することを知っていながら運転を行い，人を死傷させた場合，危険運転致死傷罪となる可能性がある．

4. 一定の病気を理由に取り消された場合における免許再取得時の試験の一部免除と免許のみなし継続

　平成26（2014）年6月1日より施行された道路交通法改正により，一定の病気にかかっていることを理由に運転免許を取り消された者が，その後，病気の回復により運転免許の取得が可能となった場合，取り消された日から3年以内であれば学科試験および技能試験が免除となった．一定の症状を呈する病気とは具体的には，警察庁交通局運転免許課で「一定の病気等に係る免許の可否等の運用基準」（**巻末資料1** 参照）が定めら

れており，その中に脳卒中等が含まれている．そのため，脳卒中・脳外傷後，障害や症状を理由に運転免許が取り消された日から3年以内であれば，医師の診断書をもって学科試験・技能試験が免除され運転再開が可能となる．ただし，医師の診断書は安全運転が見込まれる場合にのみ運転許可と診断するため，障害や症状が改善していることが条件である．

一定の病気にかかっていることを理由に運転免許を取り消された場合，取消し処分から3年以内であれば，取り消された免許と再取得した免許は継続していたものとみなされる．病前が優良運転者であったならば，再開時に取得した運転免許証も優良運転者として取り扱われる．

高次脳機能障害や失語症など長期間のリハビリテーション医療により症状の改善が期待できる患者の場合，上記内容を説明し，リハビリテーション医療を継続することが望ましい．

5. 運転免許証の自主返納と運転経歴証明書

身体機能障害や高次脳機能障害のため運転を諦めざるを得ない場合，運転免許証の自主返納は1つの方法である．運転免許証の自主返納は運転免許センターや警察署で行うことができる．運転経歴証明書は，運転免許証と同様に身分証明書として使用することが可能である．運転経歴証明書を入手するには，運転免許証を自主的に返納し，運転経歴証明書を申請する必要がある．しかし，何らかの理由で，免許取消し処分により免許を失効した場合は，運転経歴証明書は発行されない．運転経歴証明書は，運転免許証を返納した日からさかのぼって5年間の運転経歴を証明するものである．地域によって異なるが，運転経歴証明書を提示することにより，様々な特典を受けることができる．もし，運転経歴証明書を申請せずに，運転免許証を返納しても，あとから運転経歴証明書は申請可能である．ただし，運転免許証を自主返納し，5年以内に運転経歴証明書を申請した場合に限る．

運転再開が見込めない患者には，上記内容を説明し，運転経歴証明書の取得を勧める．

📖 Reference

1) 坂田裕之：病気に係る運転免許制度について．臨床医のための疾病と自動車運転（一杉正仁，武原格編）．三輪書店，東京，2018；pp20-29
2) 一定の病気等に係る運転免許の可否等に関する判断基準の運用について．道本運試第1483号（運管合同）．平成29年8月25日

情報収集はどのように行うか？

推奨

● 運転歴，事故歴，運転の用途と状況を確認する．
● 免許の更新時期を確認する．
● 家族の意向を確認することが望ましい．

解説

　運転の再開を希望する例は，運転歴を有している場合が多い．この場合，運転技能は知識としては保持されていると考えられるが，事故歴や違反歴が多い場合は，再開できても細心の注意や，あるいは運転練習が必要であろう．Pietrapiana P らは，重症脳外傷患者66名に対し，受傷後の運転能力について調査したところ，運転再開を果たした50%の群は，運転を再開できなかった例に比し，受傷後の昏睡期間が短いとともに，外傷前の事故率や運転行動が良好であったと報告している[1]．

　一方，受傷時に運転免許証を保持していない例では，免許の更新の手続きを指導することはなく，通常の免許取得のコースに進む．

　また，運転の用途を聴取することも大切である．職業運転（第二種運転免許に相当し，バス，タクシーなどの旅客自動車を旅客輸送のために運転する場合等）を希望する場合は，視力等，普通免許の運転基準と異なるだけでなく，社会的責任がさらに大きいことから，運転再開については慎重にならざるを得ない．英国運転免許庁（Driver and Vehicle Licensing Agency：DVLA）では，自動車運転者を，グループ A（自動車，バン，自動二輪の運転資格を有する通常の運転者）とグループB（重量のある荷物を運ぶ自動車およびバスや長距離大型バス等の乗客を運送する自動車の運転者）に区分し，神経疾患，循環器疾患等，各疾患について，運転基準を明記している（**Question 1-1-3**，表1参照）．グループBは，グループAに比べ，はるかに厳しい基準が設定されている[2]．

　運転の再開を希望する場合，まずは免許更新の時期を確認する．平成26（2014）年の改正道路交通法の施行から運転免許の取得時や更新時には，過去5年間における意識消失や運動麻痺，日中の傾眠等に関する質問票の提出が義務付けられ，この質問票で運転再開に問題があると疑われた場合，主治医の診断書が必要になり，運転技能にかかわる評価が必要になるからである．

　一方，運転再開にあたっては，家族の同意が必要と考えられる．事故等を発生させた場合，当事者のみならず，その家族にも影響が及ぶことが予測されるからである．さら

に，同居する家族には，当事者の運転能力をおおむね判断できるとする研究報告がある．Coleman RD らは，脳外傷後に運転をしている 33 名と運転をしていない 38 名について，その相違を調査したところ，神経心理学的検査結果や医学的所見とともに，同居する家族の運転能力に関する認識が有意に予測因子となっていたと報告した[3]．

📖 Reference

1) Pietrapiana P, Tamietto M, Torrini G, et al.：Role of premorbid factors in predicting safe return to driving after severe TBI. Brain Inj 2005；19：197-211
2) Driver and Vehicle Licensing Agency：Assessing fitness to drive：a guide for medical professionals. Available from URL：https://www.gov.uk/government/publications/assessing-fitness-to-drive-a-guide-for-medical-professionals.pdf（2020 年 7 月 20 日引用）
3) Coleman RD, Rapport LJ, Ergh TC, et al.：Predictors of driving outcome after traumatic brain injury. Arch Phys Med Rehabil 2002；83：1415-1422

運転再開前に確認すべき医学的問題点は何か？

推奨

● 脳卒中，脳外傷の病状が安定している．
● 高血圧や糖尿病等の併存疾患が安定している．
● 症候性てんかんがない，あるいは良好にコントロールされている．

解説

　脳卒中や脳外傷の急性期では出血や梗塞が広がり，症状が進行する場合がある．それに伴い，意識障害や身体障害，高次脳機能障害等が出現する．脳卒中は再発しやすい疾患であり，再発予防のためには高血圧や糖尿病などの併存疾患の適切な管理が求められる．脳卒中・脳外傷後に症候性てんかんを生じると運転再開に影響を及ぼす．

1. 脳卒中，脳外傷の病状

　運転に際し，全身状態が安定していることを確認する．脳卒中の場合は，再発の危険が極めて低く，障害の進行がないことを確認する．**表1**は，英国運転免許庁（Driver and Vehicle Licensing Agency：DVLA）が示している運転再開の基準である[1]．脳血管障害（脳梗塞，脳出血，一過性脳虚血発作等）の場合，発症後1ヵ月は運転を控え，職業運転手であれば1年間は運転を控える．くも膜下出血に対し，脳動脈瘤に対する処置がなされている場合は，臨床上の回復に従い，運転が再開できるとしている．また，急性硬膜下血腫に対し開頭手術を行った例では，6ヵ月は運転を控えるとしている．一方，カナダ（オンタリオ州）で示されているガイドラインでは，治療されていない脳動脈瘤を有する患者は運転はできず，外科的治療を受けた脳動脈瘤患者でも，運転を開始するには3ヵ月は待つ必要があると記載されている[2]．

　わが国では頭蓋内動脈狭窄性病変による一過性脳虚血発作（transient ischemic attack：TIA）を対象とした研究において，TIA発症後90日以内の脳梗塞発症率は14.6%であったという報告があり[3]，TIAであっても，その後，脳梗塞を発症する危険性は低くないため，運転再開を検討する際は血管狭窄の有無や状態を精査し，適切な治療を行い脳梗塞発症の危険性を軽減すべきである．

　脳卒中について英国運転免許庁では，発症後1ヵ月経過した時点で視野欠損，認知機能障害，運動機能障害を認めない場合は運転再開を検討できるとしている．軽微の四肢筋力低下はあるものの自動車改造を必要としない場合は運転可能としている[1]．久山町

表1 運転再開の基準（英国運転免許庁（Driver and Vehicle Licensing Agency：DVLA））

	グループA	グループB
脳血管障害	発症後1ヵ月は運転を控える．十分に回復した例では運転が再開できる．発症1ヵ月後に，まったく後遺症がない場合，DVLAへの申告はいらない．	発症後1年は運転を控える．その後，安全な運転を妨げるような後遺症やリスクファクターがない場合は，運転許可が考慮される．
開頭手術例	6ヵ月は運転を控える．	2年は運転を控える．
脳外傷	障害の状態によって，6〜12ヵ月，運転を控える．運転には，十分に回復し，特に視野欠損がなく，認知機能障害がないことが必要条件となる．	中止．しかし，てんかんの危険が年間2%以下で，安全運転を損ねるような後遺症がない場合は運転が再開できる場合がある．
てんかん	意識清明時にてんかん発作を発症する例では，発作後，少なくとも1年は運転を控える．睡眠時にてんかん発作を発症する例でも，発作後，少なくとも1年は運転を控えるが，過去3年間においても発作が覚醒時にはなく，睡眠時のみの例では，運転を許可できる場合もある．	10年間，抗てんかん薬を服用せずにてんかん発作がないことが免許許可の条件となる．また，仮に脳にてんかん発作を引き起こしうる原因があっても，てんかん発作の可能性が年間2%以下である場合は許可される．

グループA：自動車，バン，自動二輪の運転資格を有する通常の運転者
グループB：重量のある荷物を運ぶ自動車およびバスや長距離大型バス等の乗客を運送する自動車の運転者
（Driver and Vehicle Licensing Agency：Assessing fitness to drive：a guide for medical professionals. Available from URL：https://www.gov.uk/government/publications/assessing-fitness-to-drive-a-guide-for-medical-professionals.pdf より引用）

における10年間の脳卒中再発率の検討では，脳梗塞再発率は最初の2年間で10%であるのに対し，脳出血は1年以内に58.3%，くも膜下出血は3ヵ月以内に66.7%が再発したと報告している[4]．

　脳外傷後の運転再開について英国運転免許庁では，けいれん発作や24時間以上持続する外傷後記憶喪失，硬膜断裂，CT画像上にみられる血腫や脳挫傷の状況に応じて，6〜12ヵ月後に検討できるとしている．しかし，上記症状およびCT画像上，血腫や脳挫傷がみられない場合は，運転再開を考慮できるとしている[1]．

2. 高血圧や糖尿病等の併存疾患

　高血圧は，脳出血と脳梗塞に共通した最大の危険因子である．血圧値と脳卒中発症率との関係は直線的な正の相関関係にあり，血圧値が高いはど脳卒中の発症率は高くなる．高血圧の治療は脳卒中の予防に有効である[5]．運転中に血圧は上昇するという報告があり[6]，日頃，血圧が正常であっても運転中は10〜20 mmHg上昇し，速度を上げるとさらに血圧が上昇するともいわれている[7]．また，タクシー運転手を対象とした報告では，昼間の走行に比べ夜間の走行のほうが，収縮期および拡張期血圧が上昇するといわれている[7]．

　脳卒中患者の多くは，高血圧を合併しているため降圧薬により適切に加療を行うことで，再発を軽減することができる．運転中は血圧が上昇すると考え，降圧薬治療を行うことが勧められる．しかし，過度の降圧は起立性低血圧やめまいを生じる危険性があるため注意が必要である．

　糖尿病は脳梗塞の確立された危険因子である．糖尿病は虚血性脳卒中の発症リスクを2.27倍高めるのみならず，出血性脳卒中発症リスクも1.56倍高める．しかしその一方，HbA1cを6.0以下にコントロールすることを目標にした厳格な治療は脳卒中発症を抑制

せず，死亡率を有意に上昇させ，その原因として低血糖発作の増加が考えられる[8]．糖尿病患者の交通事故経験者の HbA1c は低い傾向にあり，重篤な低血糖の既往者は交通事故リスクが4倍になるという報告がある[9]．Koepsell TD らは，糖尿病患者においては，単に食事療法をしている患者の事故率は健常者と変わらないが，経口糖尿病治療薬を服用している場合は3倍に，インスリン治療を受けている場合は6倍に事故率が上がると述べている[10]．松村らは，自動車運転中の低血糖経験者は，インスリン治療患者では22％おり，そのうち5名は低血糖が原因で交通事故を生じていたと報告している[11]．

　わが国においては，道路交通法施行令第33条において，無自覚性の低血糖症（人為的に血糖を調整することができるものは除く）は免許の拒否または保留の事由となる病気として取り扱われている．そのため糖尿病を適正にコントロールすることで，脳卒中発症リスクは軽減されるが，低血糖を生じる状態になると死亡率を上昇させ，無自覚性の低血糖症であれば運転再開が困難になり得る．特にインスリン治療を行っている場合は，運転前に血糖を測定することを勧める．

3. 症候性てんかん

　脳卒中後，症候性てんかんを発症する率は3～13％と報告されている[12,13]．欧州の脳卒中後てんかんガイドラインでは，ほとんどの場合，てんかん発作のない例への予防的抗てんかん薬の投与は勧めていない．しかし，非誘発性発作が1回出現すると10年間で70％以上が発作を再発するため，その場合は予防的に抗てんかん薬の投与が検討される[14]．脳外傷後のてんかんは，外傷後の期間により3型に分けられる．①外傷直後から24時間以内にみられるもの，②外傷後1週間以内にみられるもの，③外傷から1週間以降にみられるものである．③の late posttraumatic seizure が生じた場合，その約半数がその後2回以上の発作を生じるため2回目の発作が生じた場合は外傷後てんかんとして治療を行うことが望ましい[15]．外傷の重症度が高いほどてんかんを生じやすく，1回目のてんかん発作を生じた患者の86％は2年以内に2回目のてんかんを発症すると報告されている[16]．

　脳卒中患者，脳外傷患者ともにてんかんを生じる危険性があり，注意を要する．わが国では道路交通法施行令第33条において，てんかんは免許の拒否または保留の事由となる病気として取り扱われている．しかし，てんかんを生じる危険性があるが，実際にてんかん発作を生じていない場合は，対象とならない．てんかんがあっても良好にコントロールされていれば運転は可能である．詳細については，**Question 2-3** を参照．

📖 Reference

1) Driver and Vehicle Licensing Agency：Assessing fitness to drive：a guide for medical professionals. Available from URL：https://www.gov.uk/government/publications/assessing-fitness-to-drive-a-guide-for-medical-professionals.pdf（2020 年 7 月 20 日引用）

2) Heart & Stroke Foundation of Ontario：Stroke, Driving and the Health Care Professional Rules and Guidelines. Available from URL：http://swostroke.ca/wp-content/uploads/2011/11/Driving_Fact_Sheet_June_2007_FINAL.pdf.（2020 年 7 月 20 日引用）

3) Uehara T, Ohara T, Minematsu K, et al.：Predictors of stroke events in patients with TIA attrib-

88002-799　JCOPY

utable to intracranial stenotic lesions. Intern Med 2018；57：295-300

4) Hata J, Tanizaki Y, Kiyohara Y, et al.：Ten year recurrence after first stroke in a Japanese community：the Hisayama study. J Neurol Neurosurg Psyciatry 2005；76：368-372

5) 日本脳卒中学会脳卒中ガイドライン委員会編：脳卒中治療ガイドライン 2015［追補 2019］. 協和企画，東京，2019；pp24-26, Available from URL：https://www.jsts.gr.jp/img/guideline2015_tuiho2019_10.pdf（2020 年 7 月 20 日引用）

6) 佐藤修二，垰田和史，若葉金二，他：北海道における長距離トラック運転手の血圧・心電図動態. 産業衛生学雑誌 1999；41：206-216

7) 馬場美年子，一杉正仁，大久保堯夫：タクシー運転手の健康管理と事業者の責任について（1）健康起因事故を予防するために. 労働科学 2013；89：12-17

8) 日本脳卒中学会脳卒中ガイドライン委員会編：脳卒中治療ガイドライン 2015［追補 2019］. 協和企画，東京，2019；pp27-28, Available from URL：https://www.jsts.gr.jp/img/guideline2015_tuiho2019_10.pdf（2020 年 7 月 20 日引用）

9) Redelmeier DA, Kenshole AB, Ray JG：Motor vehicle crashes in diabetic patients with tight glycemic control：a population-based case control analysis. PLoS Med 2009；6：e1000192

10) Koepsell TD, Wolf ME, McCloskey L, et al.：Medical conditions and motor vehicle collision injuries in older adults. J Am Geriatr Soc 1994；42：695-700

11) 松村美穂子，中谷祐己，百目木希実，他：糖尿病患者における自動車運転中の低血糖発作の実態—低血糖発作による交通事故提言への啓発—. 糖尿病 2014；57：329-336

12) Lossius MI, Rønning OM, Slapø GD, et al.：Poststroke epilepsy：occurrence and predictors：a long-term prospective controlled study（Akershus Stroke Study）. Epilepsia 2005；46：1246-1251

13) Leung T, Leung H, Soo YO, et al.：The prognosis of acute symptomatic seizure after ischaemic stroke. J Neurol Neurosurg Psychiatry 2017；88：86-94

14) Holtkamp M, Beghi E, Benninger F, et al.：European Stroke Organisation guidelines for the management of post-stroke seizures and epilepsy. European Stroke Journal 2017；2：103-115

15) 中野直樹，加藤天美：脳外科疾患と症候性てんかん. MB Med Reha 2015；184：9-14

16) Frey LC：Epidemiology of post traumatic epilepsy A clinical review. Epilepsia 2003；44（suppl 10）：11-17

Question 1-1-4 どのように安全運転に関する能力を判断するか？

推奨

● 法に規定されている運転に必要な能力を有していることを確認する．
● 安全運転に支障をきたす視機能障害がないことを確認する．
● 道路交通法に示された身体機能障害がないことを確認する．
● 安全運転に支障をきたす高次脳機能障害がないことを確認する．
● 必要に応じ，ドライビングシミュレーターや教習所で運転能力について確認する．

解説

　米国医学会のガイドラインでは，安全な自動車運転を実現するためには，①視覚（視力および視野），②認知，③運動・感覚の3要素が必要であると述べている[1]．同様に，D'apolito AC らは，脳卒中および脳外傷を含む非進行性の脳損傷者の運転再開のための能力について，379 の文献よりレビューを行い，その結果から，①知覚系（主に視覚系），②感覚・運動系，③認知系の3要素が運転再開に必須と結論づけた[2]．一方，わが国の道路交通法では，安全運転に必要な，「認知，予測，判断または操作」のいずれかに係る能力を欠くこととなるおそれのある症状を呈する病気は，運転免許の拒否または保留の対象になるとしている．ここで重要な点は，一部の病気（認知症等）を除いては，病名によって運転能力が欠格している（絶対的欠格事由）とはせず，「認知，予測，判断または操作」能力の有無で運転能力を判断する（相対的欠格事由）点である．したがって，医療者には，これらの能力を評価する知識と技術が求められる．実際の運転特徴を評価する必要がある場合は，ドライビングシミュレーターの使用や教習所の利用も検討する．

1. 法に規定されている運転に必要な能力を有していることの確認

　道路交通法，同法施行令に記されている視機能，聴覚機能，身体機能を満たしていることを確認する（**Question 1-3** 参照）．

2. 安全運転に支障をきたす視機能障害がないことの確認

　道路交通法施行規則第23条において，普通自動車の場合，視力は両眼で 0.7 以上，かつ一眼でそれぞれ 0.3 以上，一眼の視力が 0.3 に満たない者，または一眼が見えない者については，他眼の視野が左右 150 度以上で，視力が 0.7 以上であることとされている．大型自動車あるいは第二種免許等の場合は，視力は両眼で 0.8 以上，かつ一眼でそれぞ

88002-799 JCOPY

れ 0.5 以上であること，色彩識別能力は赤，青，黄色の識別ができること，深視野は大型自動車あるいは第二種免許等の場合に該当し，三桿法の奥行知覚検査器により 2.5 m の距離で 3 回検査し，その平均誤差が 2 cm 以下であることとされている．

視野については，一眼が見えない場合のみ，現行法の規定では問題となる．上記基準では，視路を侵す各種脳疾患による視野障害や半側空間無視があっても，この基準を通過してしまう．脳卒中や脳外傷では，視放線にかかる病巣や後頭葉の病巣などでは，同名半盲や同名 1/4 半盲などが出現するものの，一眼がまったく見えなくなったわけではないため，法律的基準に抵触しない．しかし，臨床的に，同名半盲および半側空間無視があれば運転はできない場合が多く，慎重な判断を要する．実際，視野障害と交通事故との関連性は高いという報告があり，視野障害を有すると交通事故率が高く[3]，視野障害者では正常者と比較し，交通事故率が約 2 倍であるいう報告[4]もある．英国運転免許庁（Driver and Vehicle Licensing Agency：DVLA）が示している運転の基準では，左右眼は各々 120 度以上の視野が確保されなければ運転はできず，後頭葉〜側頭葉の損傷に起因しやすい同名半盲や下垂体腺腫などでみられやすい両耳側半盲でも運転はできない[5]．一方，平成 30 年度警察庁事業の「視野と安全運転の関係に関する調査研究」では，視野欠損の内容と交通事故・違反の類型との関連性を明確にするに至らなかったと報告している[6]．これらのことから，視野欠損の程度から運転再開の可否を判断することは難しいが，視野障害と交通事故との関連はないとはいえないため，視野検査を行い視野欠損がないことを確かめてから運転再開の可否について判断することを勧める（**Question 1-3** 参照）．

3. 道路交通法に示された身体機能障害がないことの確認

道路交通法施行令第 38 条の免許の取消しまたは停止の事由となる病気等において，身体の障害については，以下のように記されている．

> 1. 体幹の機能に障害があって腰をかけていることができないもの
> 2. 四肢の全部を失ったもの又は四肢の用を全廃したもの
> 3. 自動車等の安全な運転に必要な認知又は操作のいずれかに係る能力を欠くもの（法第 91 条の規定により条件を付し，またはこれを変更することにより，その能力が回復することが明らかであるものを除く）

道路交通法第 91 条では，「公安委員会は道路における危険を防止し，その他交通の安全を図るため必要があると認めるときは，必要な限度において，免許に，その免許に係る者の身体の状態又は運転の技能に応じ，その者が運転することができる自動車等の種類を限定し，その他自動車等を運転するについて必要な条件を付し，及びこれを変更することができる」とある．

つまり，体幹の機能に障害があって腰をかけていることができないもの，四肢の全部を失ったものまたは四肢の用を全廃したものは運転を行うことはできないが，その他の身体障害で，自動車改造を行い安全運転ができる状態であれば，条件付きで運転を行う

ことができる．具体的には，以下のような自動車改造を行うことで，条件付きで運転再開が可能となる[7]．

- 麻痺側上肢の機能が廃用手や補助手など実用的に使用することが困難な場合は，ハンドルにステアリンググリップを装着する．ウインカーやワイパーに延長レバーを取り付ける
- 右片麻痺のため右足でアクセルやブレーキペダルを操作することが困難な場合はブレーキペダルの左側にアクセルペダルを増設する

　自動車改造後の操作は不慣れで危険なため，指定自動車教習所等で練習をするように指導する．なお，こうした自動車改造を行う場合，各自治体には，当該機器に関する税金（消費税，自動車税，自動車取得税）の減免や改造費の助成制度があるので情報提供を行う（**Question 1-7** 参照）．

4. 安全運転に支障をきたす高次脳機能障害がないことの確認

　運転は，「認知」「予測」「判断」「操作」を繰り返し行っているといわれている．「認知」には，視機能，聴覚機能のほかに，空間認知や言語機能などが関与する．「予測」「判断」には，注意機能や処理速度，全般的知的機能などが関与する．道路標識理解には言語能力が求められる．その他にも自宅に帰る道順や，事故の際の説明には記銘力が重要であり，目的地までの運転計画には遂行機能が関与する．このように，安全に自動車を運転するためには，様々な高次脳機能を必要とする（**Question 1-4-1** 参照）．

　臨床的観察では，生活上で注意障害，遂行機能障害，記憶障害が明らかな場合，運転ができるためには，これらは軽度でなければならない．軽度とは，おおよそ日常生活に支障がないか，あっても自分で補いきれている状態である．自立した日常生活が送れるということが運転の基盤となる．

　失語症者の場合，軽度で単語〜短文レベルのコミュニケーションができれば運転の可能性はあると考えられる．しかし全失語や病識の乏しいウェルニッケ失語では，仮に運転の操作ができても，事故時の交渉が行えないことから，運転はできないと思われる．さらに失語症に合併して交通標識や記載されている数字の理解ができない場合も運転はできない（**Question 1-4-3** 参照）．また，高次脳機能障害のなかで，社会的行動障害の範疇に入る感情面の問題も重要である．

5. ドライビングシミュレーターや教習所での運転能力の確認

　脳損傷者の自動車運転再開については，病歴，身体機能評価，高次脳機能評価，内服薬，脳画像等から総合的に判断されるが，実際の運転操作の確認をドライビングシミュレーター[8,9]や，自動車教習所と連携し実車評価を行っている報告は多い[10,11]．Fox GK らは，1971〜1998 年の文献レビューから，脳損傷者の自動車運転能力評価には，机上の神経心理学的検査に加えて，実車運転による能力評価を推奨し[12]，D'apolito AC らもまた，2000〜2010 年の文献を渉猟し，脳損傷者の運転能力評価には，実際の自動車運転（On-

88002-799

road assessments）が必要であると結論している[13].

　ドライビングシミュレーターは，大型の本格的なものからパソコンにハンドルやペダルを装着した簡易型のものまで様々なものが市販されている．医療施設にドライビングシミュレーターを導入する場合，本格的なものは大きく設置場所の問題が生じる．また，価格も高価で容易に導入することは難しい．簡易型のものは，比較的安価で小さいため場所をとらない．ドライビングシミュレーターの利点として，短時間で高次脳機能を加味した運転能力を確認できる，運転状況を自由に設定できる，再現性がある，簡便で恐怖感が少ない，自らの運転能力を把握できるといった特徴がある[14].　また，ドライビングシミュレーターを用いて運転技能が向上したという報告もある[15].

　教習所と連携して実車評価を行っている医療施設のなかには，医療者側が自動車教習所に連絡を取り必要な情報を提供し，医療スタッフが患者を教習所に帯同している[12,16]場合もある．実際の評価は，発進・駐車の評価，合図の評価，安全確認・範囲の評価，走行位置感覚の評価，走行速度の評価などが行われる．運転再開可否のポイントとして，注意障害，遂行機能障害，記憶障害のほかに失語症の重症度などが挙げられる[17].

　一般社団法人全日本指定自動車教習所協会連合会が発行した「高次脳機能障害を有する運転免許保有者の運転再開に関する調査研究委員会報告書」[18]によると，全国1,200以上の指定自動車教習所に対して行った調査結果から，高次脳機能障害に対して実車評価を行った教習所は209ヵ所と少なく，高次脳機能障害に関する知識が希薄であること，および，実車結果に対する統一的な評価基準がないことが問題として挙がった．George Sらは路上訓練とドライビングシミュレーターでの訓練を比較し，路上訓練では十分なエビデンスが得られなかったが，ドライビングシミュレーターは，視覚認知の向上に有効である可能性があると報告している[19].

　高次脳機能障害が運転に及ぼす影響を机上検査だけで評価することは，難しい場合が多い．そのため必要に応じドライビングシミュレーターや教習所での実際の運転評価が推奨される．教習所で実車評価を行う場合は，事前に教習所側と医療者側とで話し合いを行い，高次脳機能障害等の知識の共有が求められる．身体機能障害については，運転補助装置が設置されたドライビングシミュレーターや教習車で評価する必要がある．

📖 Reference

1) The American Medical Association：Physician's Guide to Assessing and Counseling Older Drivers, 2nd ed. 2010. Available from URL：https://ami.group.uq.edu.au/files/155/physicians_guide_assessing_older_adult_drivers.pdf.（2020 年 7 月 20 日引用）

2) D'apolito AC, Leguiet JL, Enjalbert M, et al.：Return to drive after non-evolutive brain damage：French recommendations. Ann Phys Rehabil Med 2017；60：263-269

3) Rubin GS, Ng ESW, Bandeen-Roche K, et al.：A prospective population- based study of the role of visual impairment in motor vehicle crashes among older drivers：the SEE study. Invest Ophthalmol Vis Sci 2007；48：1483-1491

4) Johnson CA, Keltner JL：Incidence of visual field loss in 20,000 eyes and its relationship to driving performance. Arch Ophthalmol 1983；101：371-375

5) Driver and Vehicle Licensing Agency：Assessing fitness to drive：a guide for medical professionals. Available from URL：https://www.gov.uk/government/publications/assessing-fitness-to-drive-

a-guide-for-medical-professionals.pdf（2020 年 7 月 20 日引用）

6）平成 30 年度警察庁事業：視野と安全運転の関係に関する調査研究．平成 31 年 3 月 Available from URL：https://www.npa.go.jp/koutsuu/kikaku/koureiunten/menkyoseido-bunkakai/vision/vision_report.pdf（2020 年 7 月 20 日引用）

7）杉山光一，武原　格：運転再開のための自動車改造．脳卒中・脳外傷者のための自動車運転第 2 版（林　泰史，米本恭三監修）．三輪書店，東京，2016；pp66-75

8）武原　格，一杉正仁，渡邉　修，他：自動車運転再開支援を行った脳損傷者の特徴と事故について．Jpn J Rehabil Med 2014；51：138-143

9）村上美紀，奥　一真，蜂須賀研二，他：自動車運転が課題となった脳梗塞後の半盲の一例．眼科臨床紀要 2018；11：916-921

10）加藤貴志，末綱隆史，二ノ宮恵美，他：脳損傷者の高次脳機能障害に対する自動車運転評価の取り組み―自動車学校との連携による評価 CARD について―．総合リハビリテーション 2008；36：1003-1009

11）佐藤卓也，村山拓也，崎村陽子：自動車教習所との連携の実際．Med Reha 2017；207：41-53

12）Fox GK, Bowden SC, Smith DS：On-road assessment of driving competence after brain impairment：review of current practice and recommendations for a standardized examination. Arch Phys Med Rehabil 1998；79：1288-1296

13）D'apolito AC, Massonneau A, Paillat C, et al.：Impact of brain injury on driving skills. Ann Phys Rehabil Med 2013；56：63-80

14）一杉正仁：ドライビングシミュレーター（DS）による運転評価．脳卒中・脳外傷者のための自動車運転第 2 版（林　泰史，米本恭三監修）．三輪書店，東京，2016；pp76-83

15）Hitosugi M, Takehara I, Watanabe S, et al.：Support for stroke patients in resumption of driving：patient survey and driving simulator trial. Int J Gen Med 2011；4：191-195

16）小倉由紀，吉永勝訓：運転再開に向けた地域での取り組み―千葉県千葉リハビリテーションセンターにおける取り組み．脳卒中・脳外傷者のための自動車運転第 2 版（林　泰史，米本恭三監修）．三輪書店，東京，2016；pp117-127

17）熊倉良雄：実車教習評価の判断基準と限界．Med Reha 2017；207：33-39

18）一般社団法人全日本指定自動車教習所協会連合会：高次脳機能障害を有する運転免許保有者の運転再開に関する調査研究委員会報告書．平成 31 年 4 月

19）George S, Crotty M, Gelinas I, et al.：Rehabilitation for improving Automobile driving after stroke. Cochrane Database Syst Rev 2014；(2)：CD008357

Question 1-2-1 運転免許の取得・更新における臨時適性検査にはどのような意義があるのか？

推奨

● 臨時適性検査とは，運転免許試験に合格した者あるいは免許を受けた者が病気等に該当すると疑われるとき，あるいは交通の安全を図るために必要と判断されたときに，医師の診断または適性試験の基準を準用して行われるものである．

解説

　公安委員会は，免許を取得している人でも，一定の病気にかかっている可能性がある場合には臨時適性検査を行うことができる（道路交通法第 102 条，施行令第 37 条の 7，施行規則第 29 条の 3）．仮に臨時適性検査を受けるように指示されたにもかかわらず，拒否した者に対しては，免許の取消しや停止の処分を行うことができる．自動車の運転免許を保有している人が障害を負ったり，**表 2** の疾病に罹患した場合，あるいは自動車運転免許の取得を希望する場合には，都道府県の運転免許センターで運転適性相談を受ける．

　まず，センターの係員が当該申請者と面接し，どのような問題点があるかを把握する．身体状況については医学的見地からの判断が必要であるため，主治医の診断書を必要とする．そして，都道府県の公安委員会の命令で適性検査が行われる．すなわち，視力（視覚）検査，聴力検査，四肢体幹の異常の有無を評価する試験である．さらに，ドライビングシミュレーターによる運転操作の確認，心理検査，必要に応じて実車試験が行われる．これらの結果にもとづいて，公安委員会が免許取得や更新の可否を判断する．

表 2　免許の拒否又は保留の事由となる病気等（道路交通法施行令第 33 条 2 の 3）

1. 道路交通法第 90 条第 1 項第 1 号イの政令で定める精神病は，統合失調症（自動車等の安全な運転に必要な認知，予測，判断又は操作のいずれかに係る能力を欠くこととなるおそれがある症状を呈しないものを除く．）とする．
2. 道路交通法第 90 条第 1 項第 1 号ロの政令で定める病気は，次に掲げるとおりとする．
　一．てんかん（発作が再発するおそれがないもの，発作が再発しても意識障害及び運動障害がもたらされないもの並びに発作が睡眠中に限り再発するものを除く．）
　二．再発性の失神（脳全体の虚血により一過性の意識障害をもたらす病気であって，発作が再発するおそれがあるものをいう．）
　三．無自覚性の低血糖症（人為的に血糖を調節することができるものを除く．）
3. 道路交通法第 90 条第 1 項第 1 号ハの政令で定める病気は，次に掲げるとおりとする．
　一．そううつ病（そう病及びうつ病を含み，自動車等の安全な運転に必要な認知，予測，判断又は操作のいずれかに係る能力を欠くこととなるおそれがある症状を呈しないものを除く．）
　二．重度の眠気の症状を呈する睡眠障害
　三．前二号に掲げるもののほか，自動車等の安全な運転に必要な認知，予測，判断又は操作のいずれかに係る能力を欠くこととなるおそれがある症状を呈する病気

Question 1-2-2 運転免許の取得・更新における診断書にはどのような意義があるのか？

推 奨

● 公安委員会が運転免許取得・更新の可否を判断するうえで参考とする書類であり，当該者の心身の状況を鑑み，運転の可否等について医学的に判断したものである．

解 説

　医師の診断書は，表2（免許の拒否又は保留の事由となる病気等）のそれぞれの疾患に応じた所定の診断書が用意されている．これについては，警察庁において様式のモデルが決められている．公安委員会では医師の診断書と臨時適性検査の結果をふまえて免許の可否を判断するが，その判断は運用マニュアルに則って行われる．なお，継続して当該患者を診察している主治医がいない場合や，主治医が記載した診断書では判断が困難な場合には，都道府県公安委員会に嘱託された臨時適性検査医によって改めて診断される（**Question 1-6-2** 参照）．

　医師の診断書では，現在の患者の状況に加えて，将来に当該症状（てんかん発作等）が生じる恐れがあるか否か，さらに自動車の運転を控えるべきであるかを判断しなくてはならない．しかし，将来の発症や回復の見込みを正確に判断することは困難である．また，自動車運転には複雑な認知，判断，操作能力を要するといわれているが，どの程度ならば自動車の運転が可能であるかという，より具体的な判断基準はない．したがって，多くの医師は，この型式の診断書記載に困惑している．公安委員会は，将来の当該症状の再発の危険性について高率の保証を要求しているわけではない．すなわち，医師という専門家であり，主治医として当該患者の身体状況をもっともよく把握しているという立場からの判断を要求しているのである．最終的な判断は公安委員会で行うので，診断した医師が法的責任を問われることはまずない．ただし，故意に患者の身体状況と異なる記載をした場合や，明らかな事実誤認があればこの限りではない．

高齢者に対する運転免許制度はどのようになっているのか?

推奨

● 免許の更新期満了日の年齢が70歳以上の高齢者は，更新手続き前に高齢者講習を受講する．さらに75歳以上の人は，更新日の6ヵ月以内に講習予備検査という認知機能検査を受けることが義務づけられている．その結果，第1分類（認知症のおそれがある）と判定された者は全員，医師の診断書の提出が必要である．

● 認知症（アルツハイマー型，脳血管性，前頭側頭型，レビー小体型）と診断された診断書が提出された場合，運用基準にしたがって，免許は取消しとなる．

解説

　運転免許証が交付されると，定期的に更新手続きが必要であるが，その際に必要な講習を受講しなければならない．更新のつど，安全運転に必要な知識を補い，運転者の安全意識を高めるように配慮されている．近年，高齢運転者が増加しつつあるが，高齢になるにつれて事故発生率も増加する．高齢者における免許の有効期間は，70歳時の更新では4年間，71歳以上の更新では3年間となる．

　免許の更新期満了日（誕生日の1ヵ月後）の年齢が70歳以上の高齢者は，更新手続き前に高齢者講習を受講する．ここでは，ドライビングシミュレーターなどの運転適性検査器材を利用して，みずからの身体機能の変化を自覚し，そのうえで指導や助言を受ける．

　さらに75歳以上の人は，更新日の6ヵ月以内に講習予備検査という認知機能検査を受けることが義務づけられ，この検査結果に応じた高齢者講習を受講することになる．認知機能検査は，記憶力，判断力，空間認識能力を試す検査であり，検査当日の年月日や時間を問う，イラストの内容を見て覚え，後に記憶を確認するなどが含まれている．時間は約30分で，100点満点で評価される．認知症の恐れがある「第1分類」は49点未満，認知機能低下のおそれがある「第2分類」は49〜76点未満，問題がないとされる「第3分類」は76点以上である．第1分類と判定された者は，全員医師の診断書の提出が必要である．認知症（アルツハイマー型，脳血管性，前頭側頭型，レビー小体型）と診断された診断書を提出した場合，運用基準にしたがって，免許は取消しとなる．また，認知機能の低下と診断された場合，更新は可能だが，一定期間（原則6ヵ月）ごとに診断を受けなくてはならない（**Question 2-4-7** 参照）．

　免許を更新した高齢者が，次回の更新（3年後）までの間に，特定の違反行為（基準行為）を行った場合，臨時認知機能検査を受けなくてはならない．その結果が前回より

悪くなっている場合，臨時高齢者講習の受講や，医師の診断書の提出が求められる．近年は，免許の自主返納者（運転免許の取消し申請者）が増加している．希望者には「運転経歴証明書」が交付され，この書類は，従来の免許が担っていた本人確認書類としても使用できる．

88002-799　JCOPY

身体の障害について，運転免許の取得・更新に関する法律ではどのように定められているのか？

推奨

●自動車運転免許を取得・更新するには，定められた身体機能，視機能，聴覚機能を有する必要がある．普通自動車免許を取得・更新するには，四肢の機能が全廃ではなく，腰をかけている状態が持続でき，さらに自動車運転に必要な操作能力があること，視力が両眼で 0.7 以上，かつ一眼でそれぞれ 0.3 以上であること（一眼の視力が 0.3 に満たない者，または一眼が見えない者については，他眼の視野が左右 150 度以上で，視力が 0.7 以上であること），赤・青・黄色の識別ができること，が最低限の条件である．

解説

　道路交通法第 91 条，同法施行令第 38 条によると，目が見えない者，体幹の機能に障害があって腰をかけていることができない身体の障害，四肢の全部を失った者または四肢の用を全廃した身体の障害，その他自動車等の安全な運転に必要な認知または操作のいずれかにかかわる能力を欠くことによる身体の障害がある者は 6 ヵ月以内の免許効力の停止または免許の取消しとなる旨が記載されている．

　身体機能，視機能，聴覚機能はそれぞれについて条件が定められている（詳細は**Question 1-3** 参照）．簡潔にまとめると，普通自動車免許を取得・更新するには，四肢の機能が全廃ではなく，腰をかけている状態が持続でき，さらに自動車運転に必要な操作能力があること，視力が両眼で 0.7 以上，かつ一眼でそれぞれ 0.3 以上であること（一眼の視力が 0.3 に満たない者，または一眼が見えない者については，他眼の視野が左右150 度以上で，視力が 0.7 以上であること），赤・青・黄色の識別ができること，が最低限の条件である．

疾病について，運転免許の取得・更新に関する法律ではどのように定められているのか？

推奨

● 統合失調症およびその他の精神障害，てんかん，再発性の失神，無自覚性の低血糖症，そううつ病，睡眠障害，脳卒中などに罹患している患者は，定められている基準を満たせば運転免許の取得・更新が可能である．

● 認知症（アルツハイマー型，脳血管性，前頭側頭型，レビー小体型）患者は運転免許の取得・更新ができない．

解説

わが国では，平成14（2002）年6月に改正された道路交通法で，障害者にかかわる免許取得の欠格事由はすべて廃止された．すなわち，特定の疾患患者が一律に自動車運転免許を取得できないという欠格事由が廃止され，免許取得の可否は一律ではなく個別に判断されることとなった．これは，交通の安全と障害者の社会参加の両立を確保するために見直されたものである．根本的な概念として，安全運転に必要な身体的能力や知的能力は運転免許試験（適性，技能，学科試験）で確認することが示され，一定の病気に罹患していても自動車の安全な運転に支障がないことや，支障がない程度まで回復する場合がある，ということが再確認された．

道路交通法第90条によると，幻覚の症状を伴う精神病であって法令で定めるもの，発作により意識障害もしくは運動障害をもたらす病気であって政令で定めるもの，その他自動車の安全な運転に支障を及ぼす病気として政令で定めるものについて，6ヵ月以内に回復や改善の見込みがある場合は6ヵ月を超えない期間免許が保留され，その他の場合には免許が与えられないことになっている．この記載はやや抽象的であるが，道路交通法施行令には疾病について具体的な記載がある（**表2**）．

施行令では，精神疾患，睡眠障害，再発性の失神，低血糖症といった疾患名が明らかにされたが，さらに細かい分類についての記載はない．また，当該疾患患者が自動車運転免許の取得や更新を希望する場合に，どの程度の状態であればそれが可能になるかについても具体的に明らかにされていない．したがって，実務上は警察庁交通局運転免許課で「一定の病気等に係る免許の可否等の運用基準」が定められ，疾病ごとにこれに準拠して対応されている（**表3**）．なお，この基準に記載されていない疾病患者への対応については，そのつど，警察庁交通局運転免許課に照会されることが原則となっている．

わが国では，すべての自動車事故の約1割が運転者の体調変化によって引き起こされ

表3 一定の病気等に係る免許の可否等の運用基準（詳細は**巻末資料1参照**）

1. 統合失調症
2. てんかん
3. 再発性の失神
   (1) 神経起因性（調節性）失神
   (2) 不整脈を原因とする失神
   (3) その他特定の原因による失神（起立性低血圧等）
4. 無自覚性の低血糖症
   (1) 薬剤性低血糖症
   (2) その他の低血糖症（腫瘍性疾患，内分泌疾患，肝疾患，インスリン自己免疫症候群等）
5. そううつ病
6. 重度の眠気の症状を呈する睡眠障害
7. その他精神障害（急性一過性精神病性障害，持続性妄想性障害等）
8. 脳卒中（脳梗塞，脳出血，くも膜下出血，一過性脳虚血発作等）
9. 認知症
10. アルコールの中毒者

ている．ひとたび，運転中に大きな発作や重篤な体調変化が生じると，十分な運転操作ができなくなるので高率に事故に至る．したがって，自動車運転者において既往疾患のコントロールを良好に保つことは，本人の健康のみならず安全な社会を維持するうえでも求められている．

医師による公安委員会への届け出制度はどのようになっているのか？

推奨

●一定の病気等によって安全に自動車を運転できないと考えられる患者が，医師の指示に反して運転を続けている場合，社会安全を守るために公安委員会へ任意通報を行うことができる．この通報は，刑法で定める守秘義務に抵触しない．

解説

　平成26（2014）年6月に施行された改正道路交通法では，一定の病気等に該当する者を診察した医師による診察結果の届け出に関する規定の整備（道路交通法第101条の6関係）が行われ，一定の病気等に該当する患者を診察した医師が，その内容などを公安委員会に届け出ることができること，そして，その行為は刑法の守秘義務に抵触しないことが定められた．この目的は，一定の病気等によって安全に自動車を運転できないと考えられる患者が，運転を続けることによって生じる事故を予防することにある．日本医師会や関連学会などでは，この制度の運用についてガイドラインを制定した．たとえば，アルツハイマー型認知症と診断した患者が自動車を運転していることがわかった場合には，患者本人および家族に運転を中止して免許証を返納することを説明し，その旨診療録に記載すること，公安委員会への届け出を行う際には，患者本人や家族の同意を得るように努めることなどが記載されている．

　この法は，医師の指示に従わず，治療薬の内服など必要な疾患のコントロールが不十分な人が自動車を運転し，疾患に起因した事故を起こすことを予防するものである．たとえば，患者の疾病程度や生活および通院状況などから，自動車運転を控えたほうがよいと判断することがある．その事実を患者に告げたにもかかわらず，その助言に応じずに自動車運転を続ける患者や，疾患発症予防のために薬剤内服が欠かせないにもかかわらず，治療計画への堅持に乏しい状態で指示に反して運転を続ける患者に対しては，もはや医師には，なす術がない．したがって，一定の病気等に罹患している患者を診察している医師は，本法の趣旨を理解し，患者が自動車を運転している状況を確認したうえで，必要に応じて通報を行う．安全な社会を保つうえで，医師の果たすべき役割である．

Question 1-2-7
自動車事故時に課せられる患者の社会的責任は何か？

推奨

● 自動車事故時に課せられる責任として，刑事責任，民事責任，行政責任の３つが挙げられる．刑事責任として罰金や懲役刑などの刑罰が科され，民事責任では金銭的な賠償責任が発生し，行政責任として免許取消しや停止などの処分が下される．

解説

自動車事故を起こした際に課せられる責任として，刑事責任，民事責任，行政責任の３つが挙げられる．以下で詳しく説明する．

1. 刑事責任

自動車運転者が事故を起こした場合には，主として自動車の運転により人を死傷させる行為等の処罰に関する法律（自動車運転死傷行為処罰法）や道路交通法が適用されて，刑事責任を問われる．自動車運転死傷行為処罰法のなかには，過失運転致死傷（自動車運転処罰法第５条）と危険運転致死傷（同第２条・第３条）などが含まれる．危険運転致死傷は，過失犯ではなく故意犯と判断されるため，過失運転致死傷と比べて法定刑は重い．

2. 民事責任

民事責任は，被害者が負った損害を加害者が償う金銭的賠償である．民法の不法行為責任（第709条）にもとづいて，被害者からの賠償請求に応じて支払いを行う．なお，人身事故の場合には，自動車損害賠償保障法（以下，自賠法）の運行供用者責任（第３条）が問われることもある．

3. 行政責任

道路交通法に違反する行為があった場合，それぞれの行為に対する違反点数が定められ，反則金が科せられる．交通反則通告制度といって，軽微な違反については，反則金を納付することで，刑事手続きを省略することになっている．ただし，反則金を納付しない場合には，刑事罰の手続きが進められる．重い交通違反の場合は，裁判によって罰金か懲役の刑事罰が科される．また，過去３年以内の違反の累積点数が一定の点数となると免許停止（保留）あるいは免許取消し（拒否）処分が下される．停止や取消し期間

は，累積点数と前歴の有無・回数によって決められている．

📖 Reference

1）一杉正仁：脳損傷者の自動車運転をめぐる法的問題点．総合リハビリテーション 2010；38：551-556
2）林　泰史，米本恭三監修，武原　格，一杉正仁，渡邉　修編：脳卒中・脳外傷者のための自動車運転第 2 版．三輪書店，東京，2016
3）一杉正仁：知っておくべき法的知識．MB Med Reha 2017；207：1-6
4）馬場美年子：運転者の健康状態と自動車運転免許制度．医学のあゆみ 2018；266：129-134
5）馬場美年子：健康起因事故の医学と法律．医学と看護社，東京，2016

Question 1-3 自動車運転に必要な身体，視覚および聴覚機能は何か？

推奨

● 自動車運転には，四肢・体幹機能，視覚および聴覚機能が重要であり，身体障害を有する場合にはこれらの評価が必要となる．

解説

1. 身体機能全般

　身体的な障害は，運動反応時間に大きな影響を与える．運動機能は運転（ブレーキを踏む）や安全な操作（ハンドルを切る）に必須の機能である．身体障害を呈している場合，運転補助装置が適応になることが多い．個々の身体機能評価にもかかわるため，脳卒中や脳外傷による身体障害について病歴を聴取し，正確な傷病名（診断名）および発症日（受傷日）を把握するように努める．身体障害者手帳を取得している場合は，手帳から障害の種類（視覚障害，聴覚または平衡機能の障害，音声機能，言語機能または咀嚼機能の障害，肢体不自由など）および障害等級（1〜6級）について確認する[1]．特に，視覚，聴覚，平衡機能や肢体不自由に関する事項はわが国の法令上の自動車運転の欠格事由に関係する重要事項である．障害等級は障害の程度を表すため，大まかな重症度が把握できる．ちなみに米国では，脳卒中後の自動車運転能力として，視覚，認知および運動機能を評価しているが，統一された標準化はなされておらず，取り扱いは州ごとに異なっている[2]．

　脳卒中や脳外傷後の自動車運転については，損傷半球の違いによる後遺症の違いに注目することが重要である[3]．片麻痺などの場合，左右どちらの麻痺かは，アクセル・ブレーキペダルの改造や運転補助装置の必要性とも関係するので確認しておく．右半球損傷の場合，通常左半身の麻痺を生じる．一方，左半球の損傷では，右半身の麻痺を生じる．さらに，言語障害は左半球損傷の特徴である．右半球の頭頂側頭葉領域の損傷は，左半側空間無視といった空間認知能力，注意機能，視覚機能の障害を呈する．運転の困難さに関する研究では，右半球損傷者の運転技能低下が示されており，右半球損傷に由来する視空間認知機能の問題が運転能力に影響を与えているとしている[4]．

　なお，上記の医療関連の情報のほか，運転免許に関する情報（違反，事故歴含む），運転歴，主な運転目的（運転が職務上必要なのか，通勤で必要なのかなど）と運転頻度なども確認する．今後，どのような形で運転したいのか希望も聴取しておくとよい[5]．

2. 視覚機能

　適性試験の視機能として，「視力」「色彩識別能力」「深視力」の評価を求めているが，「視野」の検査は視力が一眼で不良な者について検査することとされている[6]．

　視力は適性検査基準に照らして確認する．具体的には，両眼で 0.7 以上，かつ一眼でそれぞれ 0.3 以上の視力が必要である．一眼の視力が 0.3 に満たない，あるいは，一眼が見えない場合には，他眼の視野が左右 150 度以上で，視力が 0.7 以上必要となる．色彩識別能力については，赤色，青色および黄色の識別ができることが求められている．

　視野検査は，視力の基準をクリアできない場合のみ実施される．簡易な水平視野計で検査されているが，実際に視野が狭い場合もこの検査は合格して免許を得ていることが報告されている[7]．免許更新した後期緑内障患者の水平視野を検査した報告では平均110 度であり，視力検査のみで免許更新しているもののなかに，かなり視野が狭いものが含まれている[8]．視野障害と交通事故については，視野障害が悪化するとともに交通事故が増加するとの報告がある[9,10]．特に，進行した緑内障患者を対象とした報告では，下半分の視野の障害を有する者（95 名）が健常者（43 名）と比べてドライビングシミュレーターを用いた検査において衝突頻度が高いことが示され，視野障害と交通事故との関連が報告されている[11]．

　疾患がなくても加齢に伴い，視機能は低下する．視力，動体視力，コントラスト感度と同様，視野も加齢の影響で感度が低下するが，健常者の周辺視野は加齢の影響をあまり受けない[12]．通常，視野異常をきたす疾患には，脳梗塞，脳動脈瘤などの頭蓋内疾患，高次脳機能障害による半側空間無視，そして種々の眼科疾患がある．これらの疾患は加齢により有病率が増えるものが多く，視力低下より先に視野異常が先行している場合には自覚症状に乏しく，眼科を受診して初めて視野異常に気づく場合も多い[6]．したがって，必要な場合は眼科での専門的な診察や検査を実施することが肝要である．

　わが国の免許では視野について，第一種免許では片眼の視力が 0.3 未満の場合に他眼の視力が 0.7 以上で視野が左右 150 度，第二種免許では視力と深視力の規定のみで視野には設定がない．一方，英国では，中心 20 度の有意な暗点は認めないことを条件としており，同名半盲や 1/4 半盲は，免許取得不能とされるなど，かなり厳しい基準が設定されている．このような状況から視力と視野の状態を点数化した国際基準である機能的視覚スコア（Functional Vision Score：FVS）の使用をわが国で進める動きもある[13]．

　脳卒中や脳外傷患者に対する視覚に関する評価は，単純な視力や視野だけでなく，より認知的に負荷のかかる視覚能力の測定が重要であり，視覚性注意機能，視覚性処理速度および視覚操作能力が重要になる．自動車運転に関する視覚性注意機能の指標として，有効視野（Useful Field of View：UFOV）検査が使用されることが多い[3,5]．

3. 聴覚機能

　両耳の聴力（補聴器により補われた聴力を含む）が，10 m の距離で 90 dB の警報機が聞こえることが法令上の条件である．ただし，この条件をクリアできない重度の聴覚障害の場合でも，特定後写鏡（ワイドミラーまたは補助ミラー）と聴覚障害者マークを自動車に取り付けることで，運転が可能とされる．

88002-799　JCOPY

脳卒中や脳外傷の後遺症により聴覚障害をきたす例としては，出血・梗塞・動脈瘤破裂，あるいは，外傷などで聴神経などに直接影響が及んだ場合，また，高次脳機能障害（聴覚失認，注意障害）などが考えられる．必要な場合は耳鼻咽喉科での専門的な診察や検査（聴力検査を含む）を実施することが肝要である．

4. 四肢・体幹の機能

運動機能に関して，体幹機能の障害等があって腰かけていることができない場合，四肢の全部を失った場合，または四肢の用を全廃した場合，その他，自動車の安全な運転に必要な認知または操作のいずれかの能力を欠くことによる身体の障害がある場合は，免許効力の停止または取消しとなる．そのため，何らかの補助手段を使用する，あるいは使用しない場合において，運転操作が可能な身体能力を有することを確認する必要がある．運転操作の目安として，下記の条件をクリアすることが必要とされているが，最終判断は免許センターに委ねられている．

> 1. 自力での乗降
> 2. ブレーキ踏力（手動レバーを含む）18 kg 程度
> 3. ブレーキの持続時間 30 秒程度
> 4. パーキングブレーキを操作できること
> 5. 5 kg でのハンドル操作[14]

適性試験の方法は以下のように定められている[15]．

> 　適性試験は，受験者に対し，質問をし，及び四肢の運動等を行わせるほか，身体障害の状態・程度や運転しようとする自動車等に応じた測定器具を使用して検査を行い，又は実際に自動車等を操作させる等の方法により行うものとする．ただし，質問及び四肢の運動等で運動能力の判断ができる場合は，他の方法による試験は省略することができる．

運転操作を阻害する要因として，疼痛，筋力や体力の低下，筋緊張増大，関節可動域制限，協調性やバランス障害などがあり，これらの点についての評価が必要である．具体的には，上肢の筋力（握力含む）および関節可動域，上肢の動作スピード，下肢の筋力および関節可動域，下肢の動作スピード，上下肢の協調した動作，座位バランス，移乗・移動能力，動作に伴う疼痛の有無などが評価項目になる[3,16]．また，移動能力が低下している場合，外出時に歩行する機会が減少し，自動車を運転する機会がむしろ増えることがある．そのため，歩行能力より，自動車運転時の座位の安定性，後方確認などの姿勢変換動作の状況，自動車の乗降などの動作能力の評価が必要となる．身体機能は，医療機関内でも評価可能であるが，可能であれば静止した車両で運転席への乗降と運転姿勢，運転に関する機器の操作を評価することが望ましい．立位，歩行機能を含んだ粗大運動は乗車，降車動作に重要である．また，座位バランスは適切な運転姿勢の維持に

影響する．上肢を主とした関節可動域，筋力，動作の協調性およびスピード，感覚障害（疼痛含む）は安全性に大きく影響するため実際の操作で行う[5]．

また，自動車運転再開に関する運動機能に関して，最近のレビュー[17]では，脳外傷者の機能的自立度評価（Functional Independence Measure：FIM）が運転再開の予測因子であるとしている．すなわち，2つの Class Ⅲ研究[18,19]が FIM の高得点が運転再開割合増加と関連していることを示している．さらに FIM の運動項目（身体機能が 80％以上を示す場合）が運転再開を予測できていることから[20]，FIM 値を運転再開予測に関する Level C の推奨としている．また，72 名の脳外傷者のリハビリテーション開始時の FIM 値が運転再開の判別において，感度 72％，特異度 73％であったことが報告され，FIM 値の有用性が述べられている[21]．

📖 Reference

1) 厚生労働省：身体障害者障害程度等級表．Available from URL：https://www.mhlw.go.jp/bunya/shougaihoken/shougaishatechou/dl/toukyu.pdf（2020 年 10 月 10 日引用）

2) Poole D, Chaudry F, Jay WM：Stroke and driving. Top Stroke Rehabil 2008；15：37-41

3) Schultheis MT, Fleksher C：自動車運転と脳卒中．医療従事者のための自動車運転評価の手引き（三村　將監訳）．新興医学出版社，東京，2011；pp139-155

4) Fisk G, Owsley C, Mennemeier M：Vision, attention, and self-reported driving behaviors in community-dwelling stroke survivors. Arch Phys Med Rehabil 2002；83：469-477

5) 藤田佳弘，三村　將：自動車運転再開とリハビリテーション．臨床医のための！高齢者と認知症の自動車運転（上村直人，池田　学　編著）．中外医学社，東京，2018；pp118-129

6) 岩瀬愛子：自動車運転と視野障害．眼科 2017；59：1319-1330

7) 視野と安全運転の関係に関する調査研究報告書 平成 26 年度調査研究報告書．計画研究所，2015

8) 国松志保：自動車免許と道路交通法の諸問題．Frontiers in Glaucoma 2017；53：74-76

9) 国松志保：視野と運転免許．Oculista 2014；11：54-61

10) 結城賢弥：交通事故と緑内障．あたらしい眼科 2015；32：837-838

11) Kunimatsu-Sanuki S, Iwase A, Araie M, et al.：The role of specific visual subfields in collisions with oncoming cars during simulated driving in patients with advanced glaucoma. Br J Ophthalmol 2017；101：896-901

12) 松本長太，萱澤朋泰，奥山幸子，他：視覚障害者等級判定における視野障害による 5 級判定の問題点．日本眼科学会雑誌 2014；118：958-962

13) 鶴岡美惠子，加茂純子，井上賢治：自動車運転について相談があった視覚障害の身体障害者手帳の該当がない 3 症例の Functional Vision Score での評価．臨床眼科 2017；71：1423-1433

14) 日本身障運転者支援機構：肢体不自由と自動車運転．Available from URL：https://www.hcd-japan.com/drive5.html（2019 年 10 月 28 日引用）

15) 警察庁交通局長：身体障害者に対する適性試験（運動能力）実施の標準について（通達）．警察庁丙運発第 17 号．令和元年 9 月 19 日

16) 武原　格：加齢に伴う身体機能低下への対応．日本老年医学会雑誌 2018；55：197-201

17) Palubiski L, Crizzle AM：Evidence based review of fitness-to-drive and return-to-driving following traumatic brain injury. Geratrics 2016；1：17

18) Novack TA, Labbe D, Grote M, et al.：Return to driving within five years of moderate-severe traumatic brain injury. Brain Inj 2010；24：464-471

19) Hawley C：Return to driving after head injury. J Neurol Neurosurg Psychiatry 2001；70：761-766

20) Leon-Carrion J, Dominguez-Morales MR, Martin JM：Driving with cognitive deficits：neurorehabilitation and legal measures are needed for driving again after severe traumatic brain injury. Brain Inj 2005；19：213-219

21) Cullen N, Krakowski A, Taggart C : Functional independence measure at rehabilitation admission as a predictor of return to driving after traumatic brain injury. Brain Inj 2014 ; 28 : 189-195

<table>
<tr><td>Question
1-4-1</td><td>**自動車運転に必要な高次脳機能は
何か？**</td></tr>
</table>

推奨

● 自動車運転には注意機能（選択性・配分性・転換性・持続性，視覚探索，情報処理速度，反応時間），視空間認知機能（視覚構成能力），言語機能，遂行機能（判断），記憶機能，病識，運転能力の自覚，感情コントロールなど，様々な高次脳機能が必要であり，複数の検査を組み合わせて評価を行い，総合的に運転の適性を判断することが重要である．

解説

概観

　米国医学会のガイドラインでは，運転能力に関する高次脳機能のスクリーニング項目として，視覚情報処理（視覚性認知および処理，視覚探索），視空間認知，短期記憶，長期記憶，ワーキングメモリー，選択性および転換性注意，持続性注意，遂行機能（計画性，判断），言語を挙げている[1]．

　Marshall SC らは，脳卒中患者の運転能力評価に関する 17 の研究論文のメタアナリシスから抽出した有益な神経心理学的検査を，遂行機能系，知覚・認知系，注意・記憶系，言語系の 4 領域に分類した[2]．Egeto P らは，外傷性脳損傷（traumatic brain injury：TBI）の 11 研究から神経心理学的検査と運転能力の関係をメタアナリシスで評価し，効果量の大きい順に遂行機能，言語記憶，処理速度・注意，視覚記憶が重要であると報告した[3]．その他の TBI の総説論文では，Tamietto M らによれば，配分性注意・情報処理速度・ワーキングメモリー・知覚運動技能[4]，Ortoleva C らは選択性・配分性注意[5]が重要であると述べた．以上のように，運転には様々な領域の高次脳機能が必要と考えられている．大きく分類すると，①注意機能（選択性・配分性・転換性・持続性，視覚探索，情報処理速度，反応時間），②視空間認知機能（視覚構成能力），③言語機能，④遂行機能（判断），⑤記憶機能，⑥病識，運転能力の自覚，⑦感情コントロールなどに分けることができる．

　これらの機能については 1 つの検査のみで把握することは不可能であり，上記の総説論文でも多くの神経心理学的検査を通して，それぞれの認知領域の能力を評価している．Akinwuntan AE らは，脳卒中患者で Rey-Osterrieth 複雑図形検査（Rey-Osterrich Complex Figure Test：ROCF），視覚性無視検査，路上評価の 3 つで 86％の正確性で運転適性を予測できたと報告した[6]．また，TBI 患者で運転を中止した者は Symbol Digit Modalities Test（SDMT），Trail Making Test（TMT）などを含む検査で認知機能が有

意に低いという報告[7]や，Wechsler Adult Intelligence Scale（WAIS）の符号課題，ROCFなどを含む神経心理学的検査の組み合わせで運転再開を94.4%の割合で分類可能であった[8]などの報告がある．1つの認知領域や検査のみによる運転適性の把握は困難であり，複数の認知領域の検査を組み合わせて評価を行い，総合的に判断することが重要である．

　一方，脳画像所見（CT，MRI）も重要であり，損傷部位と範囲に沿った運転再開時の指導が必要となる[9]．両側前頭葉は，注意機能，遂行機能，ワーキングメモリー，展望性記憶，病識，感情のコントロールの主座であり，右頭頂葉は，視空間認知の主座である．これらの部位が，画像上，広範に損傷されている場合は，運転適性がないことが多い．

1. 注意機能

　注意機能は選択性・配分性・転換性・持続性に分類されることが多い[10]．その障害により視覚探索が低下し，情報処理速度低下や反応時間遅延をきたす．

　運転場面での注意機能について具体的には，前車と一定の車間距離を保ちながら運転を継続する（持続性），信号，道路標識，他車，歩行者など集中すべき対象に注意を向ける（選択性），前の車と側方の車の両方や，歩行者や対向車にも注意を払う（配分性），変化する状況に応じて注意を転換する，歩行者の飛び出しなど，より重要な事象に注意を向ける（転換性）など，様々な場面で必要とされる[11]．注意機能障害があると長時間の運転で疲労しやすく，運転能力が低下するおそれがある．

　わが国で使用されている注意機能の検査としては，標準注意検査法（Clinical Assessment for Attention：CAT）が代表的で，SDMT，Paced Auditory Serial-Addition Task（PASAT），Visual Cancellation Task，Continuous Performance Test（CPT）など複数の検査を含んでいる．CPTは持続性注意が求められるが，刺激に対する反応時間を測定しており，X・AX課題は選択的反応時間の検査でもある．その他にTMT，仮名拾いテストも汎用されている．注意機能検査に関しては，脳卒中患者ではHird MAらがTMT[12]，Marshall SCらはTMT，反応時間[2]，Devos Hらは，TMT-B[13]が有用であると報告した．TBI患者では，Egeto Pらは，効果量の大きい順にTMT-B，選択反応時間，TMT-A[3]，Ortoleva Cらは WAIS の符号課題，TMT[5]を有用な検査として挙げた．

　以上より，TMTは簡便であり有用であるとの報告も多く，注意機能検査としてもっとも実施すべき検査として推奨する．また，WAISの符号課題やそれに類似したわが国のCATに含まれるSDMT[14]，反応時間を測定する検査（CPTやドライビングシミュレーターによる検査）も追加として勧める．さらに，TMT-Bに関してDevos Hらは路上運転の合否を予測できるカットオフ値は90秒であると述べた[13]．ただし，わが国では原法と方法が異なる（アルファベットが平仮名）ため，この基準を使用するには慎重になる必要がある．わが国ではTMT-Jが新たに作成されており，今後は標準使用を勧める．

　なお，有効視野（Useful Field of View：UFOV）検査の有効性の報告[3,5,12]も多く，特にEgeto PらはメタアナリシスでTMTよりUFOV divided attention testのほうが有効性は高いと報告している[3]．視覚性注意の課題と考えれば，UFOV検査の実施も勧められるが，わが国では普及しておらず，必須の検査とはいい難い．

2. 視空間認知機能（視覚構成能力）

視空間認知機能について，運転場面で具体的には，車を車線内で適切に走行させる，適切に車庫入れをする，走行中に前後や側方の車との車間距離を把握する，他の車の速度や走行している方向を把握するなど，様々な場面で重要な要素となる[11]．

視覚構成能力の障害はいわゆる構成障害であり，著しい視覚障害や運動障害が原因とは考えられずに，構成的課題で現れる障害の総体とされる[15]．目的とする形の構成要素を空間的に正しく位置づけることができず，特に，右半球損傷では視空間認知の障害の影響が顕著となる．

半側空間無視（unilateral spatial neglect：USN）は，方向性の注意障害，片側の視空間認知機能の障害と考えられ，USN が明らかであれば運転は危険である（USN を測定する検査を含めて **Question 1-4-2** 参照）．

視空間認知機能を測定する検査として，コース立方体組み合わせテストや ROCF の模写，WAIS の積み木課題などがある．Stroke Drivers Screening Assessment（SDSA）のコンパステストは，車の進む方向を自分で思い描く必要があり，同様の能力を必要とすると考えられる．脳卒中患者において Hird MA らは，SDSA，ROCF が有効[12]，Marshall SC らは ROCF の模写，SDSA が有用[2]，Devos H らは，SDSA のコンパステストが路上運転評価の予測因子として重要であり，ROCF は中等度の有効性であると報告した[13]．TBI 患者では Ortoleva C らは ROCF の模写を有用な検査として挙げた[5]．

以上より，視空間認知機能を測定する検査として，ROCF の模写，コース立方体組み合わせテストや WAIS の積み木課題などで，明らかな構成障害がないことを確認することが重要と考える．SDSA は4つの課題から成り，予測式により合格もしくは不合格と判定されるが，コンパステストは 32 点中 25 点をカットオフとする報告[13]があり参考になる．

3. 言語機能

言語機能は，具体的には交通標識に記載されている文字や数字を理解する，カーナビゲーションの音声に従って運転する，事故を起こした場合の緊急車両の呼び出しや状況説明をする，などの場面で必要である．発話のみの障害であれば運転すること自体は問題なく可能であり，言語能力のみを運転適性の指標とすべきでないという報告[16]もあるため，その他の機能の検査を重視して評価すべきである．ただし，多くの検査は言語を介することが多く，結果の慎重な解釈が必要である．代表的な言語障害である失語症患者に対する対応は **Question 1-4-3** を参照．

4. 遂行機能

遂行機能とは，「目標の設定」，「計画の立案」，「計画の実行」，「効果的な行動・修正」の能力すべてである．具体的には，いつ，どのような道順で移動する，天候や渋滞の影響を考慮して運転の計画や変更をするなど，効率的な運転に必要なプランニング機能である．

わが国で繁用されている遂行機能の評価として，Frontal Assessment Battery

（FAB），遂行機能障害症候群の行動評価（Behavioural Assessment of the Dysexecutive Syndrome：BADS），Wisconsin Card Sorting Test（WCST）などがあるが，Radford KA らは，SDSA は遂行機能にも関与する検査であると述べている[17]．BADS の動物園地図とドライビングシミュレーターを用いた検査での視覚探索距離低下との関連を示した報告[18]がある一方，FAB や WCST は路上評価結果の予測に有用でなかったという報告もある[19,20]．路上評価は経路があらかじめ定められており指示により運転することが多いと考えられ，運転計画の立案や状況に応じた変更など遂行機能の関与が少ない可能性がある．Egeto P らは，TBI 患者の神経心理学的検査と運転能力の関係をメタアナリシスで評価し，遂行機能がもっとも大きな効果量であったと報告した[3]．ただし，TMT-B や UFOV の一部の検査を遂行機能の評価としており，通常は注意機能や視知覚機能の検査と捉えるべきであろう．

　本来，遂行機能とは，知能が保たれ，かつ，前向性健忘も明らかでない状態においてのみ測定できる．このような純粋な「遂行機能障害」においては，必ずしも「運転を控えるべきとはいえない」と考えられる[21]．

5. 記憶機能

　記憶機能が障害されると，知識や出来事を覚えたり，思い出すことが難しくなる．すなわち記憶障害とは，記銘，保持，再生といった記憶のプロセスの一部あるいは全部が障害された状態である．しかし，記憶障害といえば一般的に過去に経験したことを記憶する「エピソード記憶」の障害を示す．

　記憶には言語性記憶と視覚性記憶が区別され，運転時に交通規則を記憶していることは重要であるが，言語性記憶と運転行動の関連性を示す研究は不足している．Egeto P らの TBI のレビューでは，言語性記憶は中等度の効果量，視覚性記憶は軽度の効果量と示した[3]．

　実際の運転ではミラーで得た位置や速度の情報や標識内容の記憶を繰り返すなど，運転操作に際して主に作動記憶，視覚性短期記憶が使われる．したがって，神経心理学的検査としては，注意機能の項目で述べた WAIS の符号課題や SDMT が有効な可能性がある．加藤らのメタ分析では，実車評価の予測に ROCF 即時再生は高い効果量を示しており，視覚性短期記憶の重要性を示唆した[22]．エピソード記憶や未来の予定を想起する展望記憶などの障害は，重度でない限り運転に大きく影響しないと考えられる．運転を控えるべき状態は，行き先を忘れる，慣れた道で迷う，車を停めた場所を忘れるなどの問題が重度の場合である．

6. 病識，運転能力の自覚

　病識低下や運転能力の自覚の低下は，運転に悪影響をきたすが，神経心理学的検査では評価しにくいため，日常生活や社会生活の情報や観察が重要である（**Question 1-4-4** 参照）．

7. 感情コントロール

　健常者の交通事故直前の心理状態の調査では，半数が急いでいたと回答しており，焦

燥的性格を持つ運転者には事故経験者が多いことが明らかになっているため[23]，感情面の安定は重要である．Sommer M らは，178 名の脳卒中・脳外傷者を対象に，自動車運転能力について評価を行ったところ，高次脳機能障害とともに，感情の安定性，自己コントロール能力，社会的責任などの人格が，有意に運転能力を予測すると報告した[24]．また，脳卒中や脳外傷後に，易怒性や焦燥感を抱く結果，対人関係が良好に保てない例では，運転は控えるべきである．令和 2（2020）年 6 月 10 日に公布された道路交通法の一部改正により，妨害運転（あおり運転）に対する罰則が創設された．焦燥的性格が顕著な場合には抵触する可能性があるため，適切な判断が必要である．

8. 失行，失認

　失行とは，道具の操作に関する知的能力の喪失である．失行により，ハンドルやブレーキ操作，エンジン開始やシートベルト装着に誤りを生じるような重度な障害であれば運転は控えるべきであるが，運転開始を検討できるレベルであれば問題となることは少ないであろう．また，視覚性失認（物体失認や街並失認），道順障害などがあり，行き先を間違えたり，道に迷うようであれば通常運転は控えるべきである．

　以上のように運転には多くの認知機能が必要であり，1 つの認知領域や検査では運転適性の把握は困難である．複数の認知領域の検査を組み合わせて評価を行い，総合的に運転の適性を判断することが重要である．

📖 Reference

1) The American Medical Association：Physician's Guide to Assessing and Counseling Older Drivers 2nd ed. 2010. Available from URL：https://ami.group.uq.edu.au/files/155/physicians_guide_assessing_older_adult_drivers.pdf.（2020 年 7 月 20 日引用）
2) Marshall SC, Molnar F, Man-Son-Hing M, et al.：Predictors of driving ability following stroke：a systematic review. Top Stroke Rehabil 2007；14：98-114
3) Egeto P, Badovinac SD, Hutchison MG, et al.：A systematic review and meta-analysis on the association between driving ability and neuropsychological test performances after moderate to severe traumatic brain injury. J Int Neuropsychol Soc 2019；25：868-877
4) Tamietto M, Torrini G, Adenzato M, et al.：To drive or not to drive（after TBI）？A review of the literature and its implications for rehabilitation and future research. NeuroRehabilitation 2006；21：81-92
5) Ortoleva C, Brugger C, Van der Linden M, et al.：Prediction of driving capacity after traumatic brain injury：a systematic review. J Head Trauma Rehabil 2012；27：302-313
6) Akinwuntan AE, Devos H, Feys H, et al.：Confirmation of the accuracy of a short battery to predict fitness-to-drive of stroke survivors without severe deficits. J Rehabil Med 2007；39：698-702
7) Rapport LJ, Bryer RC, Hanks RA：Driving and community integration after traumatic brain injury. Arch Phys Med Rehabil 2008；89：922-930
8) Meyers JE, Volbrecht M, Kaster-Bundgaard J：Driving is more than pedal pushing. Appl Neuropsychol 1999；6：154-164
9) 渡邉　修，武原　格，一杉正仁，他：脳損傷者の自動車運転中の脳血流動態—機能的近赤外分光法による計測—. 日本職業・災害医学会会誌 2011；59：238-244
10) Sohlberg MM, Mateer CA：Attention Process Training. Association for Neuropsychological

88002-799 JCOPY

Research and Development, Washington DC, 1986

11）加藤徳明，佐伯　覚，蜂須賀研二：高次脳機能障害と自動車運転．Med Rehabil 2018；220：79-85

12）Hird MA, Vetivelu A, Saposnik G, et al.：Cognitive, on-road, and simulator-based driving assessment after stroke. J Stroke Cerebrovasc Dis 2014；23：2654-2670

13）Devos H, Akinwuntan AE, Nieuwboer A, et al.：Screening for fitness to drive after stroke：a systematic review and meta-analysis. Neurology 2011；76：747-756

14）Kobayashi Y, Omokute Y, Mitsuyama A, et al.：Predictors of track test performance in drivers with stroke. Turk Neurosurg 2017；27：530-536

15）石合純夫：無視症候群・外界と身体の処理に関わる空間性障害．高次脳機能障害学第 2 版．医歯薬出版，東京，2012；pp151-192

16）Golper LA, Rau MT, Marshall RC：Aphasic adults and their decisions on driving：an evaluation. Arch Phys Med Rehabil 1980；61：34-40

17）Radford KA, Lincoln NB：Concurrent validity of the stroke drivers screening assessment. Arch Phys Med Rehabil 2004；85：324-328

18）Milleville-Pennel I, Pothier J, Hoc JM, et al.：Consequences of cognitive impairments following traumatic brain injury：pilot study on visual exploration while driving. Brain Inj 2010；24：678-691

19）Hargrave DD, Nupp JM, Erickson RJ：Two brief measures of executive function in the prediction of driving ability after acquired brain injury. Neuropsychol Rehabil 2012；22：489-500

20）Söderström ST, Pettersson RP, Leppert J：Prediction of driving ability after stroke and the effect of behind-the-wheel training. Scand J Psychol 2006；47：419-429

21）石合純夫，蜂須賀研二，加藤徳明，他：脳卒中，脳外傷等により高次脳機能障害が疑われる場合の自動車運転に関する神経心理学的検査法の適応と判断．高次脳機能研究 2020；40：291-296

22）加藤貴志，岸本周作，井野辺純一，他：脳損傷者の実車運転技能に関連する神経心理学的検査について―システマティックレビューとメタ分析―．総合リハビリテーション 2016；44：1087-1095

23）松永勝也：自動車の運転事故の発生メカニズム．交通事故防止の人間科学第 2 版（松永勝也編）．ナカニシヤ出版，京都，2006；pp14-22

24）Sommer M, Heidinger C, Arendasy M, et al.：Cognitive and personality determinants of post-injury driving fitness. Arch Clin Neuropsychol 2010；25：99-117

高次脳機能

半側空間無視がある患者の自動車運転の可否判断はどうするか?

推奨

● 半側空間無視が明らかな場合は「運転を控えるべき」と判断し，改善したと思われても慎重な判断が必要である.

解説

　半側空間無視（unilateral spatial neglect：USN）は，大脳半球病巣と反対側の刺激に対して，発見したり，反応したり，その方向を向いたりすることが障害される病態[1]であり，日常生活の様々な場面で問題や危険を引き起こす．USN が明らかであれば，無視側を見落とすため運転は危険であることは明らかである．加藤らの多施設共同研究ではUSN 患者は全例が運転適性なしであった[2]．また，USN が軽症化しても行動範囲の拡大とともに思いがけない障害を露呈することがあり，慎重に判断する必要がある．Spreij LA らによれば，USN 患者，改善した USN 患者，および健常者の比較において，ドライビングシミュレーターでの路上位置について，USN 患者および改善した USN 患者では，健常者に比し逸脱しており，その偏移は USN の重症度に関連して大きかったと述べた[3]．

　USN の検査として，わが国では行動性無視検査日本版（Behavioural inattention test：BIT）が代表的である．運転再開には通常検査の 6 つの下位検査でカットオフ点以上であることが望ましいが，1 つでもカットオフ点以下となった場合は，見落とし/誤反応を精査して，半側空間無視が疑われれば，「運転を控えるべき」と判断する．武原によれば，運転再開には BIT 通常検査でほぼ満点が必要であると述べている[4]．改善したと思われても BIT の抹消試験で所要時間が延長している例（線分抹消試験で 1 分以上，文字抹消試験で 2 分 40 秒以上，星印抹消試験で 1 分 40 秒以上を要した場合[5]は，代償性 USNの可能性あり），生活・行動面で USN が疑われる例，視覚消去現象が明らかである例は，「運転を控えるべき」と判断することを勧める[6]．

📖 Reference

1) 石合純夫：失われた空間. 医学書院，東京，2009
2) 加藤徳明，佐伯　覚：自動車運転再開に関する多施設共同研究中間報告. 高次脳機能障害者の自動車運転再開とリハビリテーション 3（蜂須賀研二，佐伯　覚編）. 金芳堂，京都，2016；pp82-86
3) Spreij LA, Brink AFT, Visser-Meily JMA, et al.：Simulated driving：The added value of dynamic

testing in the assessment of visuo-spatial neglect after stroke. J Neuropsychol 2020；14：28-45

4）武原　格：脳卒中患者の自動車運転再開．Modern Physician 2014；34，844-846

5）小泉智枝, 石合純夫, 小山康正, 他：半側空間無視診断における抹消試験遂行時間の意義—BIT パーソナルコンピュータ版による検討—. 神経心理学 2004；20：170-176

6）石合純夫, 蜂須賀研二, 加藤徳明, 他：脳卒中, 脳外傷等により高次脳機能障害が疑われる場合の自動車運転に関する神経心理学的検査法の適応と判断．高次脳機能研究 2020；40：291-296

失語症がある患者の運転能力の判定に際し，注意点は何か？

推奨

● 失語症がある場合，つまり運動性失語（喚語困難），言語理解障害の一方または両方がある場合は，言語を介さない神経心理学的検査の結果を参考に運転能力を判断することが望ましい．

解説

　失語症は主に左大脳半球の損傷で皮質を含む病変でみられることが多いが，左大脳半球内の被殻や視床の損傷でも生じる．左半球損傷の場合は，失語症の有無の確認が重要であるが，左利きでは右半球の病変で生じることもあるので注意を要する．橋本らは，運転許可の指標として「聴覚的・視覚的理解が概ね良好，言語表出障害は軽度」と述べている[1]．失語症が重度で，交通標識に記載されている文字や数字の理解ができない場合は運転は控えるべきであるが，読解や聴理解，道路標識の認識に困難があっても運転を再開しているという報告[2]や言語能力のみを運転適性の指標とすべきでないという報告[3]がある．加藤らは失語症者16名を含む54名の脳損傷者の検討で，失語症の有無や重症度で路上評価の合否に有意差はなかったと報告した[4]．

　一方，神経心理学的検査の中でMini-Mental State Examination，Trail Making Test（TMT）-B，標準言語性対連合学習検査（S-PA），標準注意検査法（Clinical Assessment for Attention：CAT）のSymbol Digit Modalities Test（SDMT），Visual Cancellation Task の数字・仮名課題等は失語症があると成績が低下するので判定時は注意する必要がある[5]．逆に失語症の影響を受けなかったTMT-A，Rey-Osterrieth複雑図形検査，CATのContinuous Performance Test（CPT），Visual Cancellation Task の図形課題は失語症者の運転能力判定に利用できる可能性がある．

　万が一当事者として事故に巻き込まれた場合に単独で相手や警察との疎通が要求される可能性があることを念頭に，能力判定や患者指導をすることが重要である．

Reference

1）橋本圭司，大橋正洋，大西正徳，他：脳血管障害者の自動車運転—医学的問題点と運転許可の指標—．作業療法ジャーナル 2002；36：8-14
2）Mackenzie C, Paton G：Resumption of driving with aphasia following stroke. Aphasiology 2003；17：107-122

3) Golper LA, Rau MT, Marshall RC：Aphasic adults and their decisions on driving：an evaluation. Arch Phys Med Rehabil 1980；61：34-40

4) 加藤徳明, 中藤麻紀, 飯田真也, 他：失語症者の自動車運転適性判定に有効な検査. 高次脳機能研究 2017；37（抄）：98

5) 加藤徳明：脳疾患・脳外傷における自動車運転再開・中止の手順. 高次脳機能研究 2020；40：297-303

病識低下や運転能力の自覚低下がある患者への対応はどうするか?

推 奨

● 病識低下や運転能力の自覚低下は運転に悪影響をきたすが,神経心理学的検査では評価しにくいため,日常生活や社会生活の情報や観察が重要である.神経心理学的検査の成績のみならず,患者の全体像を把握して判断することが望ましい.

解説

脳外傷(traumatic brain injury:TBI)患者で,障害の自覚が低くても41.1%が運転を再開し重大事故は少ないという報告[1]はあるものの,一般的には病識や運転能力の自覚は運転再開において重要であると考えられる.Schanke AK らによれば,軽度〜中等度の認知機能低下のある患者において,障害の自覚がある患者は,ない患者より路上評価を合格すると述べ[2],認知機能低下に対する自覚が安全運転の重要な特徴であると述べた.また,Lundqvist A らは,路上評価の不合格者は認知機能の差はないが,運転能力を過大評価していると述べ[3],Gooden JR らも,路上評価不合格群は合格群や対照群に比較して運転能力を過大評価し自覚が低いとしている[4].Blane A らは,脳卒中患者と対照群にドライビングシミュレーターを用いた評価を実施し,運転の限界を自覚できる者について車間距離の変動が少ない可能性を報告した[5].McKerral M らは,TBI患者は対照群と比較して,適性ありと判断されていても危険な運転傾向を過小評価しており,その結果,違反点数の減点や事故数が多いと報告した[6].以上のように,運転能力に関する自覚は重要であるとする報告が多い.自覚がある患者は疲労時の運転を避ける,連続運転距離を減らすなど代償的対策をとることが多く[7],認知機能や運転能力に対する自覚があることはより安全な運転につながると考えてよいだろう.

病識や運転能力の自覚はいくつかの検査のみで予測できるものではなく,神経心理学的検査の成績のみから判断することは望ましくない.対象者の全体像を把握し,日常生活や社会生活の情報や観察が重要である.認知機能がある程度低くても,運転頻度や運転距離を減らす[8],ドライビングシミュレーターで失敗に直面することで自覚を促す[9],運転リハビリテーションプログラムを受け,受傷前より危険性を避けるように運転行動を変容する[10]などにより,病識や運転能力の自覚を持つよう指導,教育することが大切である.

📖 Reference

1) Coleman RD, Rapport LJ, Ergh TC, et al. : Predictors of driving outcome after traumatic brain injury. Arch Phys Med Rehabil 2002 ; 83 : 1415-1422

2) Schanke AK, Sundet K : Comprehensive driving assessment : neuropsychological testing and on-road evaluation of brain injured patients. Scand J Psychol 2000 ; 41 : 113-121

3) Lundqvist A, Alinder J : Driving after brain injury : self-awareness and coping at the tactical level of control. Brain Injury 2007 ; 21 : 1109-1117

4) Gooden JR, Ponsford JL, Charlton JL, et al. : Self-awareness and self-ratings of on-road driving performance after traumatic brain injury. J Head Trauma Rehabil 2017 ; 32 : E50-E59

5) Blane A, Lee HC, Falkmer T, et al. : Assessing cognitive ability and simulator-based driving performance in poststroke adults. Behav Neurol 2017 : 1378308

6) McKerral M, Moreno A, Delhomme P, et al. : Driving behaviors 2-3 years after traumatic brain injury rehabilitation : a multicenter case-control study. Front Neurol 2019 ; 10 : 144

7) Bottari C, Lamothe MP, Gosselin N, et al. : Driving difficulties and adaptive strategies : the perception of individuals having sustained a mild traumatic brain injury. Rehabil Res Pract 2012 : 837301

8) McKay C, Rapport LJ, Bryer RC, et al. : Self-evaluation of driving simulator performance after stroke. Top Stroke Rehabil 2011 ; 18 : 549-561

9) Labbe DR, Vance DE, Wadley V, et al. : Predictors of driving avoidance and exposure following traumatic brain injury. J Head Trauma Rehabil 2014 ; 29 : 185-192

10) Ross P, Ponsford JL, Di Stefano MD, et al. : On the road again after traumatic brain injury : driver safety and behaviour following on-road assessment and rehabilitation. Disabil Rehabil 2016 ; 38 : 994-1005

高次脳機能

Column ❶ ▶ わが国の高次脳機能障害の歩みと診断基準

渡邉　修（東京慈恵会医科大学附属第三病院リハビリテーション科）

　高次脳機能障害は，身体障害（視覚，聴覚の障害を含む）とともに，自動車運転を阻害する大きな問題である．しかし，この用語が，その病態とともにわが国の臨床の場に登場した歴史は極めて浅い．本稿では，その歩みに触れながら，わが国の高次脳機能障害者の実態とその診断方法，そして自動車運転に必須な高次脳機能について述べたいと思う．

　厚生労働省が「高次脳機能障害」の問題に着手したのは，平成 7（1995）年頃から始まった各地（札幌，神奈川，愛知）の脳外傷患者の家族会による厚生労働省への絶え間ないロビー活動の結果であった．平成 8（1996）年，若年者の脳外傷などによる後天的な高次脳機能障害に関する問題（身体障害が軽度のために認知されづらいが，認知障害のみならず情緒，行動障害が顕著で，しかし法律的な救済がなく，社会的孤立に追い込まれるという現実）がわが国の国会で初めて取り上げられ，平成 12（2000）年 12 月，高次脳機能障害に対する予算として 1 億円が計上されたのである．当時，初代の厚生労働大臣であった坂口　力氏が，日本脳外傷友の会（現，日本高次脳機能障害友の会）15 周年記念式典において，「その当時，わずか 1 億円でしたが，入り口が開かれた喜びがあった」と述懐しておられた．そして，平成 13（2001）年から 5 年間，厚生労働省による高次脳機能障害支援モデル事業が実施され，その後，わが国固有の診断基準が成立したのである．

　この診断基準のポイントは，高次脳機能障害の診断について，脳卒中や脳外傷などの後に，注意障害，遂行機能障害，記憶障害，社会的行動障害のいずれかが発生し，その症状と脳画像（CT/MRI）所見が，神経心理学的に一致することであった．画像所見がない場合，もしくは臨床症状と一致しない場合は，高次脳機能障害とは診断できない．そして，神経心理学的検査は，その診断の補助手段になるとした．

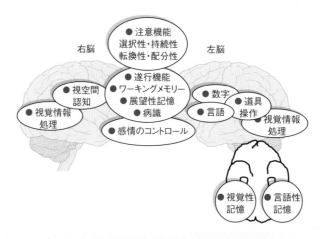

図 1　運転に必須な主な高次脳機能と脳局在

88002-799 JCOPY

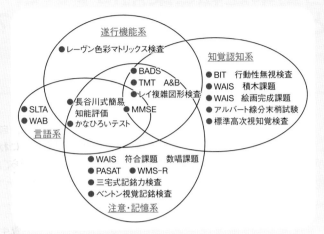

図2　自動車運転評価のための主な神経心理学的検査

SLTA：標準失語症検査，WAB：Western Aphasia Battery，WAIS：ウェクスラー成人知能検査，WMS-R：改訂版ウエクスラー記憶検査，TMT：Trail Making Test，BIT：行動性無視検査日本版，MMSE：Mini-Mental State Examination，PASAT：Paced Auditory Serial Addition Test，BADS：遂行機能障害症候群の行動評価

　以上の診断基準の考え方を，自動車運転の能力評価にあてはめてみよう．我々は，健常者および脳損傷者を対象にドライビングシミュレーター操作中の脳血流を測定し[1]，その結果をもとに，自動車運転に関連すると思われる高次脳機能を，脳モデル上にプロットしてみた（図1）．主に両側前頭葉が担う注意機能および遂行機能，そして右頭頂葉が担う視空間認知機能がもっとも運転には重要と考えられた．そして，これらの機能評価を側面からサポートする手段が神経心理学的検査（図2）である．特に，注意・記憶系，知覚認知系を測る検査が有用となる．

📖 Reference

1）渡邉　修，武原　格，一杉正仁，他：脳損傷者の自動車運転中の脳血流動態─機能的近赤外分光法による計測─．日本職業・災害医学会誌 2011；59：238-244

自動車運転と薬剤について，法律でどのように記載されているか？

推奨

● 道路交通法では，「何人も，過労，病気，薬物の影響その他の理由により，正常な運転ができないおそれがある状態で車両等を運転してはならない」と規定されており，運転操作に支障がない薬物を適切に用いることが運転者の自己責任として定められている．

解説

　道路交通法第66条では，「何人も，過労，病気，薬物の影響その他の理由により，正常な運転ができないおそれがある状態で車両等を運転してはならない」と記載されている．すなわち，自動車運転者に対して自らの健康状態を良好に保つこと，そのために，運転操作に支障がない薬剤を適切に用いることが自己責任として定められている．したがって，特定の薬剤を使用している場合に自動車運転ができないということは記載されていない．

　ところで，医療用医薬品添付文書（以下，添付文書）には，「眠気を催すことがあるので，本剤投与中の患者には自動車の運転等危険を伴う機械の操作には従事させないよう十分注意すること」（運転等禁止），あるいは「眠気を催すことがあるので，本剤投与中の患者には自動車の運転等危険を伴う機械の操作には特に注意させること」（運転等注意）と記載されている薬剤がある．このような記載のある薬剤を服用しているすべての患者に対して自動車の運転を禁止することは不可能である．もし，禁止するとなれば，ある一定の疾患を有する患者は自動車の運転ができないということになる．たとえば，抗てんかん薬には，運転等禁止の記載がある．この添付文書の記載に従うならば，抗てんかん薬を内服している患者は自動車を運転できないことになる．しかし，疾患が良好にコントロールされ，安全運転ができる状態であれば，運転が法的に認められている．したがって，添付文書におけるこの表現はわが国で定められている法の記載と矛盾している．医師には，添付文書の内容を参考に，患者にとって最適な薬剤を選択することが求められている．

Reference

1) 一杉正仁：運転管理に必要な疾病・薬剤の知識. 労働科学 2011；87：240-247
2) 一杉正仁：処方薬と自動車運転—適切な処方と療養指導—. YAKUGAKU ZASSHI 2017；137：309-313

Question 1-5-2 自動車運転に支障をきたしやすい薬剤は何か？

推奨

● 向精神薬による鎮静作用，糖尿病治療薬による低血糖，降圧薬によるめまい，抗ヒスタミン薬による眠気などによって，自動車の安全な運転に影響を及ぼすことがある．
● 抗パーキンソン病薬，疼痛治療薬，禁煙補助薬の内服が自動車運転に支障をきたす可能性がある．

解説

1. 向精神薬

　抗精神病薬，抗うつ薬，抗不安薬，抗てんかん薬などは鎮静作用や睡眠作用を目的に使用されることがあるので，服薬中にしばしば眠気やふらつきがみられる．

2. 生活習慣病治療薬

　糖尿病の治療薬では，運転中に低血糖発作を起こすことがある．特に，自律神経障害者や低血糖を繰り返している人では，気づかぬうちに意識障害に陥ることがある．郊外の病院に通院する糖尿病患者を対象にした報告によると，1型糖尿病患者の35.6%，インスリンを使用している2型糖尿病患者の13.8%，内服薬のみを使用している2型糖尿病患者の2.7%で運転中に低血糖の経験があった．降圧薬では，低血圧によるたちくらみ，めまいが生じることもある．

3. アレルギー性疾患治療薬

　抗ヒスタミン薬では眠気，めまい，倦怠感などの副作用がある．

4. 抗がん薬

　抗がん薬の副作用として，下痢，嘔吐，手のしびれなどの症状が生じることがあり，自動車の運転に支障をきたす可能性がある．また，一部の抗がん薬は水に溶けにくい性質があるため，アルコールを含んだ液体に溶かして経静脈的に投与されている．したがって，抗がん薬の溶解液にアルコールが含まれるかを確認する必要がある．

5. 市販薬

　感冒薬，鎮咳去痰薬，乗りもの酔い薬には第一世代の抗ヒスタミン薬に分類される成

分が含まれていることがあり，眠気をきたすことがある．

6. その他の処方薬

　筋弛緩薬では，眠気やふらつきが出現することがある．禁煙補助薬にめまいや傾眠が，抗パーキンソン病薬であるドパミン受容体作動薬に突発性睡眠の副作用が報告されている．

　医薬品医療機器総合機構の薬剤有害事象自発報告データベースにより，医師が処方した薬剤と交通事故との因果関係が否定できなかった薬剤の報告がある．もっとも多く報告されていたのが抗パーキンソン病薬であり，プラミペキソール塩酸塩による突発性睡眠が原因であった．以下，睡眠薬であるゾルピデム酒石酸塩，疼痛治療薬であるプレガバリン，禁煙補助薬であるバレニクリン酒石酸塩が挙げられていた．

📖 Reference

1) 安藤　剛，松元一明，横山雄太，他：有害事象自発報告データベース（JADER）からみた医薬品による交通事故．日本交通科学学会誌 2017；16：46-51
2) 松村美穂子，中谷裕己，池田志織，他：糖尿病患者の自動車運転．Progress in Medicine 2012；32：1605-1611
3) 伴　晶子，大島有美子，久田達也，他：パクリタキセル製剤に含まれるアルコールの影響に関する検討．日本病院薬剤師会雑誌 2009；45：1123-1126
4) 木津純子：抗ヒスタミン薬と自動車運転．Progress in Medicine 2012；32：1647-1651

88002-799 JCOPY

Question 1-5-3　自動車を運転する患者への処方で留意する点は何か？

推奨

● 自動車運転中の体調変化を予防するために，必要な薬剤を適切に用いて疾患のコントロールを良好に保つ必要がある．そのためには，内服薬のアドヒアランス（服用の指示への順守）を良好に保つ必要がある．定期的に医療機関を通院して既往疾患の治療を受けている人は，運転中の体調変化による事故やヒヤリハットを起こす率は有意に低い．したがって，患者のアドヒアランスを良好に保つべく工夫が求められる．

解説

　自動車運転中の体調変化を予防するために，必要な薬剤を適切に用いて疾患のコントロールを良好に保つ必要がある．しかし，医師が処方した薬剤に対して，必ずしも患者が規則正しく服用しているとは限らない．したがって，計画通りに疾患のコントロールがされないことがある．主要疾患ごとにアドヒアランスを比較したメタ解析では，関節炎・リウマチでのアドヒアランスは 81.2％，消化器系疾患では 80.4％であったが，糖尿病は 67.5％，睡眠障害は 65.5％と低かった[1]．また，生活習慣病の治療薬に限ってアドヒアランスを比較したところ，抗血小板薬，降圧薬，高コレステロール治療薬，経口血糖降下薬の順に下がっていった[2]．したがって，残薬を確認することは，患者自身による疾病管理を行ううえで重要である．Hitosugi M らは，法人タクシー運転者を対象に，体調管理の状況と体調変化に起因した事故の発生状況を検討した．その結果，定期的に医療機関を通院して既往疾患の治療を受けている人は，運転中の体調変化による事故やヒヤリハットを起こす率は有意に低かった[3]．したがって，通院患者に対してアドヒアランスを良好に保つ努力が必要である[4]．

📖 Reference

1) DiMatteo MR：Variations in patients' adherence to medical recommendations：a quantitative review of 50 years of research. Med Care 2004；42：200-209
2) Manteuffel M, Williams S, Chen W, et al.：Influence of patient sex and gender on medication use, adherence, and prescribing alignment with guidelines. J Womens Health（Larchmt）2014；23：112-119
3) Hitosugi M, Hasegawa M, Yamauchi S, et al.：Main factors causing health-related vehicle collisions and incidents in Japanese taxi drivers. Rom J Leg Med 2015；23：83-86
4) 一杉正仁，武原　格編：臨床医のための疾病と自動車運転．三輪書店，東京，2018

診察時や薬剤の処方時に，自動車運転を行う患者へ指導すべきことは何か？

推奨

● 薬剤の内服が必要であることをまず患者に説明して理解を得る．自動車の運転に支障をきたすような副作用が生じる可能性を説明し，運転に支障をきたすような作用が生じた際には，無理に運転を行わないことを伝える．主治医は患者に適した薬剤を新たに選択すべきである．

● 検査や診療の過程で薬剤を投与した際には，その旨を患者に説明する．内視鏡検査や眼科的検査などで，自動車の運転に支障をきたす薬剤を投与する予定がある際には，あらかじめ，自動車を運転して来院しないよう注意喚起する必要がある．

解説

　原疾患のコントロールをまず優先すべきであり，そのために適切や薬剤が使用されなければならない．したがって，薬剤の内服が必要であることをまず患者に説明して理解を得る．さらに，薬剤には様々な副作用があるので，自動車の運転に支障をきたすような作用が生じる可能性を説明し，運転に支障をきたすような作用が生じた際には，無理に運転を行わないことを伝える[1]．また，そのような事実があった場合は主治医に伝えるように助言し，主治医は患者に適した薬剤を新たに選択すべきであろう．実務上は添付文書の記載を十分に考慮したうえで，主治医が患者に対して適切な処方薬を選択すること，しばらく薬剤を服用したうえで眠気や作業能力の低下がないかを確認することが望ましい．患者にもっとも適した薬剤，すなわち副作用が少ない薬剤が選択されたうえでの自動車運転が理想である[2]．副作用がまったくない薬剤は存在せず，また，副作用の発現については個人差があり，さらに同一人物でも体調に左右される．したがって，常に薬剤が自動車運転に影響を及ぼすかを念頭に置く必要があろう．特に，検査や診療の過程で薬剤を投与した際には，その旨を患者に説明する必要がある．内視鏡検査や眼科的検査などで，自動車の運転に支障をきたす薬剤を投与する予定がある際には，あらかじめ，自動車を運転して来院しないよう注意喚起する必要がある．

　平成25（2013）年5月29日付けで厚生労働省から，「添付文書の使用上の注意に自動車運転等の禁止等の記載がある医薬品を処方又は調剤する際は，医師または薬剤師からの患者に対する注意喚起の説明を徹底させること」との文書が発布された．これは，自動車を運転する人に配慮した薬剤の処方や服薬指導を徹底すべきことを強調している．

　自動車運転は，患者の交通社会参加を可能にする重要な手段である．したがって，ある薬剤を内服しているからといって一概に自動車運転を禁止することは妥当ではないと考

える．あくまでも，患者の生活に適した薬剤を選択することが重要であろう．

📖 Reference

1) 一杉正仁，武原　格編：臨床医のための疾病と自動車運転．三輪書店，東京，2018
2) 一杉正仁：処方薬と自動車運転—適切な処方と療養指導—．調剤と情報 2019；25：799-803

運転と薬剤

Question 1-6-1 診断書記載に関する法令上の注意点は何か？

推奨

● 法令上の免許に必要な身体機能が保たれていることを確認する.
● 診断書は医師が記載するが, その行政処分の責任は公安委員会にある.

解説

　診断書を記載する前に視力, 色彩識別能力, 聴力, 運動能力が法令上の規定を満たしているかを確認する必要がある. 公安委員会が, 一定の病気等に係る行政処分を行う場合は, 病気の症状が運用基準（**巻末資料1**）に示されたどの症状に該当するかについて判断される. そのため, 病気の症状を示す診断書は重要な資料となる.

1. 法令上の免許に必要な身体機能（Question 1-3 参照）

　免許の取得・更新には視力, 色彩識別能力, 聴力, 運動能力が法令上の規定を満たしていることが求められる. そのため, 診断書記載にあたり, これらの能力を確認する必要がある.

　道路交通法施行規則第23条において, 普通自動車の場合, 視力は両眼で 0.7 以上, かつ一眼でそれぞれ 0.3 以上, 一眼の視力が 0.3 に満たない者, または一眼が見えない者については, 他眼の視野が左右 150 度以上で, 視力が 0.7 以上であることとされている（**巻末資料2** 参照）. 動眼神経麻痺などで眼瞼下垂を生じ片目がまったく見えない場合は, 障害のない目で運転の可否判断を行うこととなる. くも膜下出血などにより急性に頭蓋内圧が亢進すると硝子体出血による Terson 症候群を生じる[1]こともあり, 眼科で視力, 視野を検査することは重要である.

　道路交通法施行令第38条において身体の障害について, ①体幹の機能に障害があって腰をかけていることができないもの, ②四肢の全部を失ったものまたは四肢の用を全廃したもの, ③自動車等の安全な運転に必要な認知または操作のいずれかに係る能力を欠くこととなるもの（法第91条の規定により条件を付し, またはこれを変更することにより, その能力が回復することが明らかであるものを除く）は, 6ヵ月以内の免許効力の停止または免許の取消しとなる旨が記載されている. しかし, 片麻痺や失調があっても自動車改造を行うことで, 自動車等の安全な運転に必要な操作が可能となると判断できる場合は法令上の規定を満たしていることとなる.

　聴覚は原則として, 補聴器を用いても 10 m の距離で 90 デシベルの警告器の音が聞こ

えることが基準である．しかし，この音が聞こえない程度の障害があっても，適切な教育を受け，かつ特定後写鏡（ワイドミラーまたは補助ミラー）を使用している場合には免許の取得が可能である．色彩識別能力とは，赤色，青色，黄色が識別できることである．

　通常，脳卒中や脳外傷では，両側の聴覚の障害や色彩識別能力が低下することはないため，視力，運動能力について適切に評価すべきである．また自動車等の安全な運転に必要な認知または操作のいずれかに係る能力を欠くこととなるものとして，注意すべきは視野と身体の感覚障害[2]と痙縮[3]が挙げられる．右下肢に重度の感覚障害がある場合や痙縮が強い場合はペダル操作が困難となる．同名半盲については運転再開となった報告[4]もあるが，視野障害を有すると交通事故率が高く[5]，視野障害者では正常者と比較し，交通事故率が約2倍であるいう報告[6]もあるため注意が必要である．

2．行政処分の責任

　診断書は医師が記載するが，その結果が直接行政処分に結び付くわけではなく，本人からの聴聞等の手続きを経て，公安委員会が判断する．詳細は **Question 1-2-2** 参照．

📖 Reference

1) 平松　亮，田辺英紀，近藤明憲，他：Terson's syndrome の発生頻度およびその発生因子—前向き連続 36 くも膜下出血症例よりの検討—．脳卒中の外科 2009；37：264-268

2) 廣澤全紀，平野正仁：運転にかかわる身体機能．脳卒中後の自動車運転再開の手引き（武原　格，一杉正仁，渡邉　修編）．医歯薬出版，東京，2017；pp 57-65

3) 武原　格：運転に求められる身体機能．脳卒中・脳外傷者のための自動車運転第2版（林　泰史，米本恭三監修）．三輪書店，東京，2016；pp 21-26

4) 村上美紀，奥　一真，蜂須賀研二，他：自動車運転が課題となった脳梗塞後の半盲の一例．眼科臨床紀要 2018；11：916-921

5) Rubin GS, Ng ESW, Bandeen-Roche K, et al.：A prospective population-based study of the role of visual impairment in motor vehicle crashes among older drivers：the SEE study. Invest Ophthalmol Vis Sci 2007；48：1483-1491

6) Johnson CA, Keltner JL：Incidence of visual field loss in 20,000 eyes and its relationship to driving performance. Arch Ophthalmol 1983；101：371-375

運転再開可否に関する診断書には何を記載するのか？

推奨

● 氏名，性別等の本人事項，病名，総合所見（現病歴，現症状，重症度，治療経過，治療状況など），現時点での病状（改善の見込み等）についての意見を記載する.

解説

　公安委員会（運転免許センター）や警察署の安全運転相談窓口で適性相談を受けると，医師の診断書が求められる場合がある．診断書には大きく3つの欄があり，氏名，性別，生年月日，住所の本人事項を記載する欄と，医学的判断として病名と総合所見（現病歴，現症状，重症度，治療経過，治療状況など）を記載する欄，最終的に運転再開の可否について判断する現時点での病状（改善の見込み等）についての意見の欄に分けられる．診断書に記載する内容は基本的に同じだが，都道府県によって診断書の形式は多少の差異がある[1].

　平成26（2014）年6月1日に一定の病気等に係る臨時適性検査等実施要領の改正が行われ，適性相談を受けた者のうち，免許の取得等の判断が主治医の診断書でできる場合は，診断書の提出の意思を確認し，提出の意思がある場合は，診断書のみで問題がなければ臨時適性検査にかえることができるようになった．そのため，臨時適性検査を受けずに医師の診断書で運転再開が可能となるため，診断書記載には慎重さが求められる．

　病状の安定性，視機能，身体機能，高次脳機能等を評価し，総合的に安全運転の可否を判断し診断書を記載する．

Reference

1) 武原　格：診断書記載について．臨床医のための疾病と自動車運転（一杉正仁，武原　格編）．三輪書店，東京，2018；pp 9-19

Question 1-6-3 診断書記載に際し，必要な評価は何か？

推奨

● 全身状態の評価，視機能，身体機能，高次脳機能等，多角的評価を行う．
● 必要に応じ，ドライビングシミュレーターや教習所で，実際の運転能力の評価を行う．

解説

　診断書作成のためには，様々な評価を行い，その結果をもとに包括的判断を行い，運転再開の可否を判断し，診断書の記載を行う．しかし，患者の状態によっては通常の医学的評価だけでは判断が困難なことも少なくなく，実際の運転特性を判断材料の1つとするために，必要に応じドライビングシミュレーターや教習所での運転評価を行う．

1. 全身状態の評価，視機能，身体機能，高次脳機能等の多角的評価

　運転能力を評価するためには，全身状態が安定していることが前提となる．合併症や内服薬についても安全運転に支障をきたさないことを確認する．そのうえで，視機能，身体機能，高次脳機能を評価する．

　高血圧は，脳出血と脳梗塞に共通した最大の危険因子であり，糖尿病は脳梗塞の確立された危険因子であるため[1]，適切にコントロールされていることを確認する必要がある．てんかんは，わが国では道路交通法施行令第33条において，免許の拒否または保留の事由となる病気として取り扱われている．しかし，てんかんがあっても良好にコントロールされていれば運転は可能であるため，法令上の基準に則り指導を行う．内服薬については，副作用として眠気を生じるものがあるため，自動車運転に支障をきたさないか確認し，眠気を生じる場合は運転を行わないように指導する．

　身体機能については，**Question 1-1-4**，**1-3** 参照．高次脳機能については **Question 1-4-1** 参照．

2. ドライビングシミュレーターや教習所での実際の運転能力の評価

　脳損傷者の自動車運転再開については，身体機能評価，高次脳機能評価，病歴，内服薬，脳画像等から総合的に判断されるが，実際の運転操作の確認をドライビングシミュレーター[2,3]や，自動車教習所と連携し実車評価を行っている報告は多い[4,5]．高次脳機能障害をもつ患者に，即座に路上評価を行うことは危険であり，安全なドライビングシミュレーターが有用と報告されている[6]．失語症者では，神経心理学的検査だけでは運

転再開可否を判断することが困難であり，ドライビングシミュレーターを用いた訓練，評価が有用であったという報告や[7]，ドライビングシミュレーターは急性期の運転再開支援にも有用などの報告がある[8]．

　医療機関で行われる神経心理学的検査を含む総合評価は，教習所で行われる実車評価の安全性を担保するために重要であるとされ，教習所における評価は運転適性や運転行動の特徴を評価するために重要である[9]．

　医療機関で通常行われる身体機能評価や神経心理学的検査だけでは実際の運転行動の評価が困難な場合もある．身体機能障害が運転行動に及ぼす影響を評価するためには，改造されたドライビングシミュレーターや教習車による評価が必要となる．また，高次脳機能障害が運転に及ぼす影響を把握するためには，実際の運転行動の観察を要す．ドライビングシミュレーターは，医療機関で急性期から運転評価に用いることができる．教習所と連携して行う場合は，事前に十分に話し合いを行い，医療機関からの情報提供と教習所側からの実車教習報告といった相互の情報交換による相補的連携のうえで評価することが重要である．必要に応じ，ドライビングシミュレーターや教習所の評価結果を含めた包括的判断が推奨される（**Question 1-1-4** 参照）．

📖 Reference

1) 日本脳卒中学会脳卒中ガイドライン委員会編：脳卒中治療ガイドライン 2015 ［追補 2019］．協和企画，東京，2019；pp 24-28．Available from URL：https://www.jsts.gr.jp/img/guideline2015_tuiho2019_10.pdf（2020 年 7 月 20 日引用）
2) 武原　格，一杉正仁，渡邉　修，他：自動車運転再開支援を行った脳損傷者の特徴と事故について．Jpn J Rehabil Med 2014；51：138-143
3) 村上美紀，奥　一真，蜂須賀研二，他：自動車運転が課題となった脳梗塞後の半盲の一例．眼科臨床紀要 2018；11：916-921
4) 加藤貴志，末綱隆史，二ノ宮恵美，他：脳損傷者の高次脳機能障害に対する自動車運転評価の取り組み―自動車学校との連携による評価 CARD について―．総合リハビリテーション 2008；36：1003-1009
5) 佐藤卓也，村山拓也，崎村陽子：自動車教習所との連携の実際．Med Reha 2017；207：41-53
6) 飯田真也，加藤徳明，佐伯　覚：脳卒中後の自動車運転再開．Med Reha 2019；236：139-146
7) 奥野隆司，井上拓也，吉田　希，他：失語症患者の自動車運転再開支援―6 症例の検討―．日本交通科学学会誌 2018；18：24-31
8) 片山直紀：急性期における運転再開支援の現実と課題．Med Reha 2017；207：61-64
9) 山田恭平，三村　將：高次脳機能障害と自動車運転について．老年精神医学雑誌 2018；29：846-852

88002-799　JCOPY

診断書を記載する時期はいつか？

推 奨

● 脳卒中や脳外傷の病状が安定してから記載する．
● 失語症や高次脳機能障害などのように改善に時間を要するものは，運転再開が可能と判断されてから記載する．

解 説

　わが国では，法的に脳卒中・脳外傷者の運転再開時期を定めたものはない．自動車を運転することで日常生活や社会生活を営んでいる場合もあり，診断書は可能な限り早期に記載することが望ましい．しかし，たとえ軽度であっても意識障害が疑われる場合や安全運転に支障をきたすと思われる場合は，診断書記載時期を遅らせることを考慮すべきである．

1. 脳卒中・脳外傷後の運転再開時期

　脳卒中について英国運転免許庁（Driver and Vehicle Licensing Agency：DVLA）では，発症後 1 ヵ月経過した時点で視野欠損，認知機能障害，運動機能障害を認めない場合は運転再開を検討できるとしている．軽微の四肢筋力低下はあるものの自動車改造を必要としない場合は運転可能としている．脳外傷後の運転再開についてはけいれん発作や，24 時間以上持続する外傷後記憶喪失，硬膜断裂，CT 画像上にみられる血腫や脳挫傷の状況に応じて，6〜12 ヵ月後に検討できるとしている．しかし，上記症状および CT 画像上，血腫や脳挫傷がみられない場合は，運転再開を考慮できるとしている[1]．オーストラリアでは脳卒中後は 4 週間，一過性脳虚血発作（transient ischemic attack：TIA）後は 2 週間[2]，カナダ（オンタリオ州）では脳卒中後 1 ヵ月[3]は運転再開を控えることが勧められている．

　わが国では，脳卒中・脳外傷後の運転再開基準について，こうした詳細な内容は明記されていないが，医師は病状が安定していることを，医学的に判断しなければならない．少なくとも画像上の変化がなく，意識障害を認めず，障害の進行がないことを確認し，全身状態が安定していることが求められる．そのうえで，併存疾患，合併症，身体機能および高次脳機能等の改善状況から診断書記載時期を検討する．

2. 診断書の記載時期

　失語症や高次脳機能障害は長期間かけて改善することが報告されている[4,5,6]．したがって，運転再開が可能と判断されてから診断書を記載する．しかし，症状改善途中に運転免許の更新時期となることがある．平成 26（2014）年 6 月 1 日より施行された道路交通法改正により，一定の病気にかかっていることを理由に運転免許を取り消された者が，その後，病気の回復により運転免許の取得が可能となった場合，取り消された日から 3 年以内であれば学科試験および技能試験が免除となった．一定の症状を呈する病気とは具体的には，警察庁交通局運転免許課で「一定の病気等に係る免許の可否等の運用基準」（**巻末資料 1**）が定められており，その中に脳卒中等が含まれている．そのため，脳卒中や脳外傷後，運転免許証が障害や症状を理由に取り消された場合，取り消された日から 3 年以内であれば，医師の診断書をもって学科試験・技能試験が免除され，運転再開が可能となる．そのため，失語症や高次脳機能障害など障害の改善に長時間を要する場合は，障害が改善し安全運転可能と判断されてから診断書を記載する．

📖Reference

1）Driver and Vehicle Licensing Agency：Assessing fitness to drive：a guide for medical professionals. Available from URL：https://www.gov.uk/government/publications/assessing-fitness-to-drive-a-guide-for-medical-professionals.pdf（2020 年 7 月 20 日引用）

2）National Transport Commission Australia：Assessing fitness to drive for commercial and privates vehicle drivers. Available from URL：https://austroads.com.au/__data/assets/pdf_file/0022/104197/AP-G56-17_Assessing_fitness_to_drive_2016_amended_Aug2017.pdf（2020 年 7 月 20 日引用）

3）Heart & Stroke Foundation of Ontario：Stroke, Driving and the Health Care Professional Rules and Guidelines. Available from URL：http://swostroke.ca/wp-content/uploads/2011/11/Driving_Fact_Sheet_June_2007_FINAL.pdf.（2020 年 7 月 20 日引用）

4）近藤郁江，中川良尚，佐野洋子，他：失語症状の回復経過―2 年 3 ヵ月の治療中断を含む 6 年間の経過の検討―．高次脳機能研究 2015；35：332-337

5）半田理恵子：長期サポート患者に対する外来リハビリテーション―言語聴覚士の立場から―．Med Reha 2015；185：70-75

6）渡邉　修：外傷後のリハビリテーション（身体的および高次脳機能）の発達．日本交通科学学会誌 2015；14：3-8

Question 1-7 自動車改造について必要な 評価と知識は何か？

推奨

● 身体障害の部位や程度を評価し，自動車改造の必要性を検討する．
● 身体機能に合った運転補助装置を選定する．
● 運転補助装置つきの車両を購入する．
● 税の減免と改造費の助成について知る．

解説

　道路交通法第91条では，「公安委員会は，道路における危険を防止し，その他交通の安全を図るため必要があると認めるときには，必要な限度において，免許に，その免許に係る者の身体の状態又は運転の技能に応じ，その者が運転することができる自動車等の種類を限定し，その他自動車等を運転するについて必要な条件を付し，及びこれを変更することができる」とある．つまり，自動車改造を行うことで条件付き免許証にて運転再開が可能となり得る．

　右片麻痺と左片麻痺では改造を必要とする内容が異なるため，まず身体障害の部位や程度を評価し，自動車の運転に必要な操作の可否について把握する．運転補助装置には様々な種類があるため，専門の改造業者や装置提供者と相談し，車種や身体機能に応じて適切な装置を選定する．減免される税には，消費税，自動車税，自動車税環境性能割が含まれるが，様々なケースがあるため，新車購入や改造の前に自動車販売店，専門の改造業者，各自動車税事務所などに確認する．

1. 自動車改造の必要性

　身体障害だけが運転再開評価上の問題であれば，ほとんどの場合自動車改造によって克服できる．また，運転動作の負荷を減らすことで運転姿勢や認知機能を補助できる可能性がある場合，自動車改造を検討することが考えられる．

　通常の運転動作を大まかに分解すると，次のように考えることができる．ただし，運転に関わる身体障害を持つ者が安全運転相談（運転適性相談）や臨時適性検査を受ける場合，AT（オートマチック）車限定の条件が付与されることが想定されるため，ここでは国産車（右ハンドル）のAT車に限定して考える．

　● 両手でハンドル操作を行う

- 右手はハンドルの他，ウィンカー，ライト，ウィンドウ開閉，ミラー調整，シートベルトの着脱，ドアの開閉，ドアのロック，高速道路等でのチケットの受取などを行う
- 左手はハンドルの他，ワイパー，シフトレバー，手動式パーキングブレーキ，ハザード，エアコン調節，カーナビゲーション操作などを行う
- いずれかの手でエンジンキー操作，メーター操作，ハンドル内スイッチ操作（運転支援など）などを行う（車種によって異なる）
- 右足はブレーキおよびアクセルのペダル操作を行う
- 左足は運転時のバランス保持，足踏み式パーキングブレーキペダルの操作を行う

　以上の運転動作のうち，身体障害によって行えなくなった機能を自動車改造によって補う．このうち，ハンドル，ブレーキ，アクセル，シフトレバー，パーキングブレーキの操作は，公安委員会の安全運転相談（運転適性相談）や臨時適性検査の際に検査される項目に挙げられているため，自動車改造が必須と判断された場合には特定の条件が付与されることがある．ただし，以下の自動車改造は困難もしくは高額になることがあり，運転再開が可能であっても運転できる車を入手できない可能性がある．

①シートベルトの着脱

　道路運送車両の保安基準によりシートベルトのバックルの位置を変更することは原則できない．そのため，補助具などを使用してもシートベルトを自身で着脱できない者は道路交通法により運転ができない．

②ハンドル操作

　右足もしくは左足でブレーキおよびアクセルのペダル操作が可能であっても，両手もしくは片手でハンドルを回す操作量と操作力が十分でない場合，ハンドル操作量を少なくした専用車などあらかじめハンドル操作を補う機能を持った車の購入を検討することになる．ただし，専用車は数車種しかない．

③運転席への乗り降り

　自身で車外から運転席へ乗り降りできない者が運転できるようにする自動車改造には，運転席を回転させる，運転席を車いすに代替するなどがあるが，十分なドアの開口幅，高さ，室内高の確保，あるいは全自動リフトの取り付けと構造変更が必須といった自動車側の諸条件が合うことが必要になり，また一般的に高額な改造になる（2020年4月現在）．

　これらを解決するためには，運転再開を目的とした訓練が必要になる．合わせて，装具の着用についても検討が必要である．本来ブレーキおよびアクセルのペダル操作に使用しない足は，ペダルを操作する足に力を加え，かつ姿勢制御の役割を担う[1]．しかし，麻痺側の足ではその役割を果たせずに十分な踏力を出せず運転中の姿勢が安定しないことが想定され，その補助として装具の着用を検討する場合がある．一方，装具を装着していると運転席のペダル周りに大きなスペースが必要になり，車種によってはブレーキおよびアクセルのペダルに意図せず干渉してしまったり，負担のかかる運転姿勢になることがあり，装具の有無が車種選定に影響を及ぼすこともある．

88002-799

2. 運転補助装置の選定

　特に退院後，最初の運転補助装置の選定は，改造を希望する自動車を前にして運転者本人，家族，改造担当者などが確認しながら，運転動作を補う必要があるものを選定することが望ましい．運転者本人が運転席に座り，ハンドル，ブレーキおよびアクセルのペダル操作，ウィンカー，その他，車内にある機能の各操作ができることを確認する．ただ，コスト面でも，また自動車を買い替える際の検討項目を絞るためにも，改造箇所は最低限にとどめておくとよい．

　改造部分が多いのは右片麻痺患者である．左手のみのハンドル操作とウィンカー操作，左足でのブレーキおよびアクセルのペダル操作が必須になる．左片麻痺患者の場合，右手のみのハンドル操作に加え，右手でのシフトレバーやパーキングブレーキの操作の可否については必ず確認する．感覚障害や切断の場合，機能する四肢を活用した自動車改造を行う．

　運転補助装置の使用方法について，装置選定時に必ず確認しておく．一例を挙げると，もっとも多く使用されている運転補助装置に，ハンドルを片手で回すための旋回装置がある．ハンドルにノブがついているだけのシンプルな装置だが，丸型以外の形状があること，直進時と旋回時の使い分けによって疲労を軽減できること，ハンドルから手を離さずウィンカーを操作する方法などは，事前に理解しておく必要がある．また，片麻痺者はハンドルを持つ手，シート，非麻痺側の足の3点で運転姿勢を保持するが，使用方法を理解していないと装置に体重を預けることに恐怖を感じてハンドル操作が逆に複雑になることがある．

　片麻痺者は運転補助装置を装備した環境で，可能な限り操作習熟訓練を実施した後での実車評価や運転再開が求められる[2]．しかし，相談の時点では改造を希望する車を実際に運転することはできず，改造終了後に想定していなかった問題が出てくることがある．改造後にできる修正項目や程度についても改造担当者にあらかじめ相談しておくとよい．

3. 運転補助装置つきの車両の購入

　身体障害に合わせた自動車改造は，既存の自動車に主に運転補助装置を取り付けるものであり，機能を追加するだけであれば車種は問わない．ただ，自動車改造は道路運送車両の保安基準に適合した範囲で行われるため，車体形状や重要機能の変更はできない．発症前に所有していた自動車を改造しても運転中の負担がかえって増えるようであれば，自動車を更新することが望ましい．運転動作や姿勢保持を補う機能があらかじめ搭載された車種であれば，無理な操作が増えずに運転の負担を減らすことができる．

　自動車は身体障害を考慮して設計されていないため，購入を検討する際には自動車販売店から運転を希望する車の情報をより多く提供してもらうことが重要である．停止している試乗車の運転席に座るだけでもわかることは多い．その際，まずは乗降性，車いすの積み下ろし，運転姿勢の安定性，ハンドル操作性，ブレーキ操作性，アフターサービス，万が一の安全性などを確認するとよい[3]．

　近年，衝突安全技術だけでなく予防安全技術も含めた先進安全技術や，運転者の負担

を軽減する運転支援技術が搭載されている車種が増えている．それらの技術を活用することで運転者の負担軽減が期待でき，過信はできないが事故の発生を減らせる可能性がある．しかし，それらを起動させるスイッチを運転中に使用できなかったり，起動中のインジケータや警告音が理解しにくかったりすることがある．可能であれば販売店のスタッフに運転してもらい，助手席などからその操作方法や作動時の状況，警告音や案内音の音質や音量などを確認しておくとよい．

4. 税の減免と改造費の助成
①消費税
　定められた運転補助装置が自動車に取り付けられている改造自動車（身体障害者用物品に該当する自動車）は，自動車そのものが非課税対象となる[4]．非課税で自動車を購入するためには，購入者に引き渡される前に改造を完了させなければならない．そのため，購入者は自動車販売店に改造を依頼し改造費用を含めた売買契約を締結する必要がある．契約締結後，自動車販売店が改造業者に依頼する．自動車販売店は非課税での販売を義務付けられているわけではなく，消費税は原則還付を受けることができない国税であるため，改造自動車の非課税販売が可能かどうか契約前に確認しておかなければならない．

②自動車税種別割・自動車税環境性能割
　納税義務者（所有者もしくは取得者）が身体障害者手帳を持つ者で，かつその本人が運転する自動車の場合，条件を満たせば全額または一部が減免される．納税義務者が手帳を持っていても運転者が異なる場合，もしくは生計を同じくする者が納税義務者の場合は，専ら手帳を持つ者の通院や通学のために使用する場合に限り，条件を満たせば全額または一部が減免される[5]．これらの税制は道府県税であり，各都道府県によって制度が異なるため，都道府県税事務所や自動車販売店に問い合わせるとよい．

③自動車改造費の助成
　各市区町村で，主に重度の障害を持つ者の勤労や社会参加を支援する目的で，自動車改造にかかる費用の全額または一部を助成する制度がある．この制度は各市区町村で要件が大きく異なるため，運転者やその家族が直接市区町村の福祉課や福祉事務所に問い合わせて手続きを行う．助成制度の多くは自動車改造を行う前に申請をしなければならず，改造後の申請では助成を受けられないことがあるため，自動車改造を検討する際には早めに問い合わせる必要がある．

📖 Reference
1）遠藤光二：障害者が自動車運転を行うための条件．日本義肢装具学会誌 1999；15：298-303
2）生田純一：身体機能における自動車運転支援．作業療法とドライブマネジメント（藤田佳男，澤田辰徳編）．文光堂，東京，2018；pp 95-106
3）熊倉良雄，田中亮造，濱　祐美：福祉車両の選び方，使い方の基礎知識　これから運転される方へ．国際福祉機器展 H.C.R2019　福祉機器　選び方・使い方副読本　一般社団法人保健福祉広報協会 2019；pp 4-9．Available from URL：https://www.hcr.or.jp/useful/howto/welfare_vehicle（2020年7月29日引用）

4）国税庁：身体障害者用物品に該当する自動車．Available from URL：https://www.nta.go.jp/m/tax answer/6214.htm（2020 年 4 月 17 日引用）

5）東京都主税局：自動車税環境性能割・自動車税種別割の減免のご案内．Available from URL：https://www.tax.metro.tokyo.lg.jp/kazei/info/car-genmen.html#gen1_1（2020 年 4 月 17 日引用）

自動車改造

第二種免許の取得・更新が
できない疾病（状態）は何か？

推奨

● てんかん患者では，てんかんに係る発作が投薬なしで過去 5 年間なく，今後も再発のおそれがない場合を除き，第二種免許の適性はない．
● 植込み型除細動器（ICD）や両心室ペーシング機能付き植込み型除細動器（CRT-D）の植込みを受けた患者は，第二種免許などにもとづく職業運転が禁止されている．

解説

　てんかん患者について，道路交通法施行令の運用基準には，日本てんかん学会の見解に沿って運用する旨が記載されている．日本てんかん学会は，現時点では，てんかんに係る発作が投薬なしで過去 5 年間なく，今後も再発のおそれがない場合を除き，第二種免許の適性はないとの見解を有している[1]．

　日本循環器学会の『失神の診断・治療ガイドライン（2012 年改訂版）』によると，職業運転手においては，反射性（神経調整性）失神の場合，単発・軽症では危険（高速運転など）を伴わない場合は運転に"制限なし"，再発性・重症では治療の有効性が確認されなければ"禁止"とされている．原因不明の失神の場合は，診断と適切な治療の有効性が確認されるまで"禁止"とされている[2]．

　不整脈では，洞不全症候群，房室ブロック，発作性上室性頻拍，心房細動，心房粗動，心室頻拍，心室細動などでは失神をきたすことがある．これらの病態では，自家用運転者および職業運転者のいずれも，治療の有効性が確認されるまでは原則として自動車運転は禁止されている．職業運転者においては，ペースメーカー植込み術を受けた場合，ペースメーカーの適切な作動が確認されるまで，自動車の運転は禁止されている．また，カテーテルアブレーションの治療を行った際も，長期間の有効性が確認されるまで，運転は禁止されている[1,3]．

　植込み型除細動器（Implantable Cardioverter Defibrillator：ICD）や，両心室ペーシング機能付き植込み型除細動器（Cardiac Resynchronization Therapy Defibrillator：CRT-D）の植込みを受けた患者においては，第二種免許などにもとづく職業運転は禁止されている[3,4]（**Question 2-4-2**，**2-4-3** 参照）．

　また，失語症者を対象に，ドライビングシミュレーターを用いて自動車運転能力を検討した報告によると，文字認識と理解が良好で，かつ安全な運転操作が可能であれば，自動車運転再開が可能とのことであった．しかし，口頭命令に従うことや語を列挙する

ことが不可能であれば，他者との円滑なコミュニケーションが困難になるので，第二種免許の適性はないと考えられている[5]（**Question 1-4-3** 参照）．

📖 Reference

1) 一杉正仁，武原　格編：臨床医のための疾病と自動車運転．三輪書店，東京，2018
2) 日本循環器学会，日本救急医学会，日本小児循環器学会，他：失神の診断・治療ガイドライン（2012年改訂版）．Available from URL：https://www.j-circ.or.jp/old/guideline/pdf/JCS2012_inoue_h.pdf（2020 年 7 月 27 日引用）
3) 森口真吾，一杉正仁：プライマリケアにおける自動車運転の注意．医学のあゆみ 2018；266：135-139
4) 日本循環器学会，日本胸部外科学会，日本産業衛生学会，他：ペースメーカ，ICD，CRT を受けた患者の社会復帰・就学・就労に関するガイドライン（2013 年改訂版）．Available from URL：https://www.jstage.jst.go.jp/article/naika/106/3/106_574/_pdf/-char/ja（2020 年 7 月 27 日引用）
5) 奥野隆司，井上拓也，吉田　希，他：失語症患者の自動車運転再開支援―6 症例の検討―．日本交通科学学会誌 2018；18：24-31

職業運転

就労時に事業所に確認すべきことは何か?

推奨

● 業務で自動車を運転していた人が復職するにあたっては，疾病または障害が職務に及ぼす影響を評価したうえでの配置転換や段階的な復職など，事業所の協力が不可欠である．患者自身が事業所と話し合い，体力や健康に配慮した勤務体制に変更することも重要である．以上の協力が得られるかを確認したうえで，自動車運転に関する就労の助言を行う必要がある．

解説

　自動車の運転再開は社会参加のための重要な手段である．特に仕事で自動車を運転する人（主に職業運転者）では，職場復帰と運転再開への支援が重要な課題である．「障害者の雇用の促進等に関する法律」は，障害者の職業生活における自立促進のための措置を総合的に講じることにより，職業安定を図ることを目的としている．そして，事業主に対する雇用義務制度と給付金制度，障害者本人に対する職業リハビリテーションの実施を基本的な柱としている[1]．したがって，職業運転の現場でも例外ではない．

　脳卒中や脳外傷者の職場復帰に関しては，知能や記憶などの高次脳機能といった個人要因のほかに，職場・職務要因，会社運営要因，社会要因などの影響が大きい[2]．したがって，リハビリテーション医療に携わる医療者が職場と連携し，必要に応じて疾病または障害が職務に及ぼす影響を評価し，配置転換や段階的な復職を提案することも重要である[3]．復職にあたっては，職場が十分に患者の状態を理解したうえで，運転再開を前提に中・長期的な対応をとることが望まれる．したがって，段階的な職業運転復帰を進めるべく，事業所の協力が不可欠である．特に職業運転者では，業務上，運転時間が長いことに加え，夜間の運転を含む長時間勤務による緊張や疲労および予定業務の遂行に伴う精神的なストレスが大きい[4]．患者自身が事業所と話し合い，夜間業務を減らすなど，体力や健康に配慮した勤務体制に変更することも重要である．加えて，がん患者のみならず，脳卒中患者にも「療養・就労両立支援指導料」が保険診療に収載されており，主治医から事業所の産業医ないし産業保健担当者へと連携することも大いに勧められる．

　以上のような点から，医師は業務で運転を行う人に対する運転再開を助言するうえで，職場の協力が得られるかを確認する必要がある．

88002-799　JCOPY

📖 Reference

1）佐伯　覚，伊藤英明，加藤徳明，他：障害者に対する就労支援の最近の動向．Jpn J Rehabil Med 2017；54：258-261
2）岡崎哲也：高次脳機能障害のリハビリテーションと職場復帰．脳卒中 2013；35：139-142
3）橘　智弘，豊永敏宏：脳卒中患者の復職支援．Modern Physician 2014；34：832-837
4）一杉正仁，山内　忍，長谷川桃子，他：タクシー運転者における健康起因事故の予防対策についての実態調査—運転者と事業所の対応について—．日本交通科学学会誌 2016；15：50-57

職業運転

自動車運転を行う就労が可能か否かについて，どのようにして判断すべきか？

推奨

● 自動車の運転に必要な認知，判断，操作能力を備え，かつ職業としての運転を遂行できるかを吟味するため，神経心理学的検査，ドライビングシミュレーターや実車訓練等による正確な運転能力の把握が必要である．

解説

　何らかの疾患に罹患した人や外傷を負った人が再び職業運転者として復職する際には，医学的判断が重要となる．すなわち，自動車の運転に必要な認知，判断，操作能力を備え，かつ職業としての運転を遂行できるかが吟味されなければならない．自動車運転を行う就労が可能かを適切に判断するためには，神経心理学的検査，ドライビングシミュレーターや実車訓練等による正確な運転能力の把握が必要である[1]（**Question 1-1-3，1-1-4** 参照）．

　まず，Wechsler Adult Intelligence Scale（WAIS），Trail Making Test（TMT）-A，B，Mini Mental State Examination（MMSE）などの高次脳機能評価の結果が，職業運転を再開するのに重要なエビデンスとなる．一方で，一部の神経心理学的検査結果が，広く用いられている暫定基準値を下回る結果であっても運転再開が可能で，職業運転に復帰できることがある．ドライビングシミュレーターは総合的な自動車運転能力をよく反映することから，これを使った運転評価の重要性は高い．さらに実車試験を行えば，具体的な運転操作の問題点なども明らかにすることができ，より精度の高い判断が可能になる．

📖Reference

1）武原　格，一杉正仁，渡邉　修編著：脳卒中後の自動車運転再開の手引き．医歯薬出版，東京，2017

<table>
<tr><td>Question
1-8-4</td><td># 就労を希望する患者に対して，
どのような自動車運転訓練を
行うべきか？</td></tr>
</table>

推奨

● 就労を前提とした自動車運転訓練は，就職活動の意欲が湧き，患者の気持ちが前向きになるうえ，早期の就労再開に効果的である．就労を前提に，ドライビングシミュレーターを用いた市街地走行訓練や実際の業務を想定した実車訓練も有用である．

解説

　脳卒中患者や脳外傷患者が復職することは，経済的な利点があるほか，生産的な雇用を通じて障害の回復を促進する，障害の受容および自己認識を高めて改善するなどの効果が報告されている[1]．脳卒中患者の社会復帰において，退院後に「自動車運転の許可」を得ることで，社会生活が拡大し，就職活動の意欲が湧き，患者の気持ちが前向きになるという[2]．一般運転者であっても社会的な活動範囲を広げる要因となる自動車運転の再開は，職業運転者にとってはさらに意義深いものになり得る．

　自動車運転に特化した訓練を行ってリハビリテーション病院を退院した患者を対象にした調査では，退院から1ヵ月以内に運転を再開した患者は，1ヵ月を超えてから再開した患者に比べて復職後の仕事で運転を必要とする人が有意に多かった[3]．一方で，麻痺の程度や日常生活の自立度，神経心理学的検査の結果および職場からのサポートや復職の形態は2群間で有意差を認めなかった．すなわち，医学的評価が同等であっても，早期に運転再開に至るには，仕事で運転が必要であるといった社会的な要因が大きく関与する．復職を検討するレベルの脳卒中患者において，復職後の仕事において自動車運転が必要であることは，早期の運転再開につながる可能性が示唆された．すなわち，リハビリテーション医療の現場において，運転技能を高めるアプローチと並行して復職を具体的に考えていくことが，早期に運転再開を果たすことに役立つと考えられる．インドで行われた研究によると，脳卒中後に運転再開ができない予測因子の1つに失業が挙げられ，運転を再開できないことはその人の社会生活に多大な負の影響を及ぼすという[4]．したがって，就労を前提とした自動車運転訓練は，就職活動の意欲が湧き，患者の気持ちが前向きになるうえ，早期の就労再開に効果的である．

　就労を前提とした実際の訓練では，ドライビングシミュレーターを用いた市街地走行訓練が有用である．特に，職業運転者では，実際の業務を想定した訓練も有用である．たとえば，タクシー運転者では，作業療法士が乗客の役割を演じ，①会話をしながらの運転，②急な指示（「次の信号を右に曲がって」「2本目の角を左に曲がって」など）を

与えながらの運転，③夜間や雨・霧の場面設定を行っての運転，④20〜30分程度の比較的長い時間の運転，など複数の課題を与える運転訓練が有用であると報告されている[5]．同様に，実車訓練も有用であり，まずは助手席に専門職が乗車し，短時間の運転，乗客を想定した訓練など，就労の現場を想定した段階的対応も効果的である．

📖 Reference

1) 蜂須賀研二編著：高次脳機能障害者の自動車運転再開とリハビリテーション2．金芳堂，京都，2015
2) 德本雅子，石附智奈美，宮口英樹，他：脳卒中患者が新規就労・仕事定着に至る過程における気持ちの変化の特徴に関する探索的研究．日本職業・災害医学会会誌 2015；63：41-49
3) 井上拓也，大場秀樹，平野正仁，他：脳卒中患者における早期の自動車運転再開の実態と背景について．日本職業・災害医学会会誌 2019；67：521-525
4) Bose S, Kaur P, Dhillon S, et al.：Predictors of poststroke driving or riding in Indian stroke patients（POINT Study）. Int J Stroke 2013；8：240-244
5) 大場秀樹，井上拓也，平野正仁，他：脳卒中罹患後のタクシー運転再開と望ましいリハビリテーションについての検討．日本交通科学学会誌 2017；16：46-54

88002-799　JCOPY

就労後の運転状況について，患者に聞き取りを行うべきか？

推奨

●就労後の運転状況を聞き取ることは，安全な運転が行われているかの確認に役立つ．その確認により，必要に応じ問題点を抽出し，さらに必要な訓練や対処法を検討する．また，復職や運転再開についての医学的判断が妥当であったかを検証することにもなる．すなわち，職場環境の確認と疾病再発予防に向けた助言を行ううえで重要である．

解説

　就労後の運転状況を聞き取ることにはいくつかの目的がある．第一に，安全な運転が行われているかの確認である．実際の職場では，集中力や注意力の持続が困難で，事故を起こしている可能性がある．その場合，復職を急ぐよりも改めて問題点を抽出し，さらに必要な訓練や対処法を検討する必要がある．そして，必要に応じて患者や職場に適切な助言を行う．また，復職や運転再開についての医学的判断が妥当であったかを検証することにもなる．自動車運転再開による復職が可能と判断したにもかかわらず，事故を繰り返していたということがあれば，その判断を検証する必要がある．これまで，リハビリテーション病院で自動車運転再開に向けた訓練を行った患者を対象に，運転再開後の状況を検討した報告がある．運転再開後の事故率は，一般運転者の起こす事故率より低かった，退院後早期に自動車運転を再開した人でも事故を起こすことがなかった，などの報告がある[1,2]．このような検証も，医学的判断の質向上に有用である．

　第二の目的は，職場環境の確認と疾病再発予防に向け助言することである．運送業は典型的な労働集約型産業であり，労働生産性を高めるためには，運転者の労働時間増加や賃金削減に頼らざるを得ない面がある．タクシー運転者の業務実態を調査した研究によると，約30%の運転者が乗務前に体調が悪くても運転を行っており，その主たる理由として運転に支障がないと軽視したこと，収入低下を避けたことが挙げられた[3]．つまり復帰後に過労運転を余儀なくされ，事故を誘発しかねない条件で運転を行っている可能性がある．さらに，心身の負荷が大きいことは，疾病の再発にもつながる．したがって，運転を行っている環境を把握することは，個人の健康増進と社会安全の維持に重要である．

📖Reference

1) 武原　格, 一杉正仁, 渡邉　修, 他：自動車運転再開支援を行った脳損傷者の特徴と事故について．

職業運転

Jpn J Rehabil Med 2014；51：138-143

2）井上拓也，大場秀樹，平野正仁，他：脳卒中患者における早期の自動車運転再開の実態と背景について．日本職業・災害医学会会誌 2019；67：521-525
3）一杉正仁，山内　忍，長谷川桃子，他：タクシー運転者における健康起因事故の予防対策についての実態調査　運転者と事業所の対応について．日本交通科学学会誌 2016；15：50-57

88002-799 JCOPY

Question 1-9-1 自動車運転の再開について，どのように患者や家族に指導を行うか？

推奨

● 患者や家族に自動車運転の再開を指導する場合は，関連する法律や運転再開の流れについてわかりやすい用語を用いて説明する．

解 説

　患者・家族に自動車運転再開を指導する場合は，わかりやすい用語を用いて説明する．道路交通法や道路交通法施行規則など法律にもとづく説明（**Question 1-1-1** 参照）や，運転再開の流れ（**Question 1-2-1，1-2-3** 参照），自動車改造（**Question 1-7** 参照），免許返納（**Question 1-1-1** 参照）など多岐に渡るため資料を用いて説明するとよい[1,2]．

📖 Reference

1）藤田庸子，松尾温子：運転再開に向けた家族教室の実際．脳卒中後の自動車運転再開の手引き（武原　格，一杉正仁，渡邉　修編）．医歯薬出版，東京，2017；pp108-117

2）大場秀樹，山嵜未音，福田祐子，他：運転再開に向けた地域での取り組み―東京都リハビリテーション病院における取り組み―．脳卒中・脳外傷者のための自動車運転第2版（林　泰史，米本恭三監修）．三輪書店，東京，2016；pp94-107

自動車改造の必要性について
どのように説明するか?

● 身体障害の部位や程度を評価し,適時,自動車改造の必要性を説明する.
● 身体障害者標識(身体障害者マーク)や聴覚障害者標識(聴覚障害者マーク)について説明する.

解 説

運転に支障を及ぼすおそれのある四肢または体幹の障害をもっていても,身体の状態に応じて自動車を改造することで,安全な運転に支障を及ぼすおそれがなければ運転は可能となる.

1. 自動車改造の必要性 (Question 1-7 参照)

安全運転を行うために,身体障害の部位や障害の重症度に合わせて自動車の改造を検討する必要がある.運転再開群と非再開群を比較した報告では,バランス能力や歩行能力に有意差を認めないものの運転再開群の麻痺は有意に軽度であった[1].脳卒中患者を対象とした自動車運転再開に関する調査では,運転再開したものの中に上肢に重度の麻痺のある患者や下肢の Brunnstrom stage がⅢで装具がなければ歩行できない患者も含まれていた[2].実際に自動車運転を行っている 25 例の脳卒中後遺症患者の現状を調査した研究によると,自動車改造を 10 例で行っており,全例,旋回装置を装着し,3 例は左アクセルペダルに変更していた[3].旋回装置については,左片麻痺患者が右手だけを使用し右折する場合,スピナーノブをつけると通常のハンドルに比べ上腕二頭筋の筋活動が小さくなる[4].運転再開をしている脳卒中,脳外傷者の身体機能は比較的軽度である場合が多いが,なかには上肢の麻痺が重度の患者や,装具や杖を用いることで歩行が可能となる患者もいる.そのような患者では自動車改造を行うことで安全に運転を再開することができる.

具体的には,ハンドルにステアリンググリップを装着する,ウインカーやワイパーに延長レバーを取り付け健側まで延長する,右片麻痺のため右足でアクセルやブレーキペダルを操作することが困難な場合は,健側の左足でペダル操作を行うためにブレーキペダルの左側にアクセルペダルを増設するなどの自動車改造を行う.これらの改造で安全運転が可能となれば条件付きで運転が再開できる.条件付きで運転可能となった場合,自分の障害に合わせて改造した自動車のみ運転可能であり,改造されていない通常の自

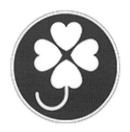

図3　身体障害者標識　　　　　図4　聴覚障害者標識
　　　（身体障害者マーク）　　　　　　（聴覚障害者マーク）

（警察庁：運転者の特性に応じた運転者標識. https://www.npa.go.jp/hakusho/r01/honbun/html/v5533000.html）

動車の運転は許可されない．身体障害の部位と障害の程度を適切に評価し，自動車改造
について助言を行うことが推奨される．

2. 身体障害者標識（身体障害者マーク）・聴覚障害者標識（聴覚障害者マーク）

　身体障害者標識（身体障害者マーク）（**図3**）は，普通自動車を運転することができる
免許を受けた人で，肢体不自由であることを理由に当該免許に条件を付されている人が
対象となる．聴覚障害者標識（聴覚障害者マーク）（**図4**）は，普通自動車および準中型
自動車を運転することができる免許を受けた人で，聴覚障害のあることを理由に当該免
許に条件を付されている人が対象となる．身体障害者標識は，表示しなくても罰則はな
いが，聴覚障害者標識は対象となる人が表示していない場合は，道路交通法違反となり，
罰則がある．表示位置は，車体の前面と後面の両方に，地上 0.4 m 以上 1.2 m 以下の見
えやすい位置に表示する．道路交通法第71条により，これらの標識をつけた自動車に対
して幅寄せや無理な割込みを行うと，初心運転者等保護義務違反となる．

📖 Reference

1）武原　格，一杉正仁，渡邉　修，他：自動車運転再開支援を行った脳損傷者の特徴と事故について．
　　Jpn J Rchabil Mcd 2014；51：138 143
2）武原　格，林　泰史，一杉正仁，他：脳卒中患者の自動車運転再開についての実態調査．日本交通
　　科学協議会誌 2009；9：51-55
3）倉坂美和：脳卒中後遺症者における自動車運転の現状―アンケートおよび机上評価から―．長野医
　　療生活協同組合長野中央病院医報 2011；4：63-66
4）Jung NH, Kim H, Chang M：Muscle activation of drivers with hemiplegia caused by stroke while
　　driving using a wheel or knob. J Phys Ther Sci 2015；27：1009-1011

患者・家族指導

第2章

各　論

Question 2-1-1 運転再開の是非を判断する時期はいつがよいか？

推奨

● 運転再開を判断する時期に一定の見解はないが，意識が清明で，集中して机上検査を実施できるまで回復した時期が望ましい．

● 高血圧，糖尿病，抑うつ状態などの併存疾患が加療され，全身状態が安定していることを確認する．

解説

　英国では，脳卒中や一過性脳虚血発作（transient ischemic attack：TIA）後に運転能力を阻害する障害が1ヵ月以上持続する場合は英国運転免許庁（Driver and Vehicle Licensing Agency：DVLA）に報告するように規制されており，運転再開の基準がある[1]．米国では州によって手続きは異なり，医師に対し障害の状態を届けるよう義務付けている州もある[2]．オーストラリアでは脳卒中後は4週間，TIA後は2週間[3]，カナダ（オンタリオ州）では脳卒中後1ヵ月[4]は運転再開を控えることが勧められており，いずれも医師はガイドラインを利用している．わが国では脳卒中を発病した際の報告や免許停止等に関する規制，運転再開に対応するためのガイドラインがないため，海外の状況を鑑み，脳卒中後に一定期間は運転再開を控え，再発の危険が極めて低く，意識障害やせん妄がなく，障害の進行がなく全身状態が安定し，集中して机上検査を実施するまで回復したことを確認したうえで評価を行うことを勧める．退院の時期や運転再開を急いでいなければ，さらに期間をあけて能力の回復を待ってから評価を実施したほうがよい．また，血行再建術などの外科的治療が検討されている場合は，それらの治療が終了し，再発の可能性が十分低くなった時期がよい．

　併存疾患がある場合，下記を参考に全身状態が安定していることを確認する．

　脳卒中患者は，高血圧を合併していることが多く，再発予防の観点からも降圧治療を必要とする．ただし，内服薬により低血圧をきたし，立ちくらみ，めまいが生じ自動車運転に影響を及ぼすことも考えられるため適切な管理が必要である（Question 2-4-6参照）．

　また，脳卒中患者は糖尿病も合併していることが多く，わが国でも脳梗塞再発率が高いことが確認された[5]が，自動車運転に関しては低血糖による意識障害に十分な注意が必要である．糖尿病患者のなかで，運転中の低血糖経験者は10%，低血糖による交通事故経験者は2%，主治医より運転時の低血糖指導を受けた患者は16.5%と少なかったと

いう報告がある[6]．運用基準[7]（**巻末資料1**）では，無自覚性の低血糖症は免許取消しの対象だが，意識消失の前兆の自覚や意識消失の防止措置の実行ができる場合は運転が認められる．そのため，運転時の低血糖対策，低血糖時の自動車停止指導，インスリン治療患者の運転前血糖測定などの教育が重要である（**Question 2-4-4** 参照）．

脳卒中後の抑うつは少なくなく，そううつ病は運用基準[7]に記載があり，「安全な運転に必要な能力を欠くこととなるおそれのある症状を呈していない」旨の診断を行った場合は免許の取消しや停止にはならない．したがって，内服薬等で抑うつ症状がある程度改善していることを確認すれば，通常の手順で評価を進めて問題ない．

睡眠時無呼吸症候群（sleep apnea syndrome：SAS）の随伴症状である過剰な日中の眠気が脳卒中発症に関連することが報告されており[8]，脳卒中患者では合併の有無を把握する必要がある．運用基準[7]（**巻末資料1**）には，「重度の眠気の症状を呈する睡眠障害」の記載があり，免許の拒否または取消しの対象となる可能性がある．日中の過剰な眠気のあるSAS患者が自動車運転を希望する場合は，持続的陽圧呼吸治療により「重度の眠気が生じるおそれがない」状態への改善を確認する．

📖 Reference

1) Drive & Vehicle Licensing Agency：Medical conditions, disabilities and driving. Available from：URL：https://www.gov.uk/driving-medical-conditions（2020年7月20日引用）

2) Schultheis MT, Deluca J, Chute DL 編著，三村　将監訳：医療従事者のための自動車運転評価の手引き．新興医学出版社，東京，2011

3) National Transport Commission Australia：Assessing fitness to Drive for commercial and private vehicle drivers. Available from URL：https://austroads.com.au/__data/assets/pdf_file/0022/104197/AP-G56-17_Assessing_fitness_to_drive_2016_amended_Aug2017.pdf（2020年7月20日引用）

4) Heart & Stroke Foundation of Ontario：Stroke, Driving and the Health Care Professional Rules and Guidelines. Available from URL：http://swostroke.ca/wp-content/uploads/2011/11/Driving_Fact_Sheet_June_2007_FINAL.pdf（2020年7月20日引用）

5) Shinohara Y, Gotoh F, Tohgi H, et al.：Antiplatelet cilostazol is beneficial in diabetic and/or hypertensive ischemic stroke patients. Subgroup analysis of the cilostazol stroke prevention study. Cerebrovasc Dis 2008；26：63-70

6) 松村美穂子，中谷祐己，百目木希実，他：糖尿病患者における自動車運転中の低血糖発作の実態—低血糖発作による交通事故低減への啓発—．糖尿病 2014；57：329-336

7) 警察庁交通局運転免許課長：一定の病気等に係る運転免許関係事務に関する運用上の留意事項について．警察庁丁運発第109号，平成29年7月31日．Available from：URL：https://www.npa.go.jp/laws/notification/koutuu.html（2020年7月20日引用）

8) Davies DP, Rodgers H, Walshaw D, et al.：Snoring, daytime sleepiness and stroke：a case-control study of first-ever stroke. J Sleep Res 2003；12：313-318

脳卒中

脳梗塞，脳出血，くも膜下出血後の運転再開について，それぞれどのような評価・対応が必要か？

推奨

● 脳梗塞のうち，アテローム血栓性脳梗塞，心原性脳塞栓症では，病巣が大脳皮質に及ぶことが多く，どの血管が閉塞したかによって現れる高次脳機能障害の内容，程度が異なるため，個別に運転能力の評価が必要である．ラクナ梗塞は，梗塞巣は限局しているが運動麻痺等の評価を行い，まれに高次脳機能障害の合併する例があることを注意する．

● 脳出血では，進展した病巣による症状を含め評価し適切に対応する．テント下出血では，運動失調や眼球運動障害の有無を確認し，高次脳機能障害の評価も行うことが望ましい．

● くも膜下出血では，障害が残存した例では高次脳機能障害の評価は必須であり，症状に応じた対応をする．

解説

1. 分類と内訳

　米国の国立神経疾患・脳卒中研究所（National Institute of Neurological Disorders and Stroke：NINDS）の分類[1]では，脳卒中は脳梗塞，脳出血，くも膜下出血，脳動静脈奇形に伴う頭蓋内出血に，脳梗塞はアテローム血栓性脳梗塞，心原性脳塞栓症，ラクナ梗塞，その他の脳梗塞にそれぞれ分類されている．

　脳卒中データバンク2015[2]では，脳梗塞75.9％，脳出血18.5％，くも膜下出血5.6％と脳梗塞が圧倒的に多い．脳梗塞の内訳はアテローム血栓性脳梗塞が26.8％，心原性脳塞栓症が27.7％，ラクナ梗塞が31.2％，その他であった．脳出血の内訳は，被殻出血が29％，視床出血が26％，皮質下出血が19％，脳幹出血が9％，小脳出血が8％，その他であった．くも膜下出血は，その原因の約85％が脳動脈瘤破裂による．破裂脳動脈瘤の部位の分析では，前大脳動脈瘤（前大脳動脈および前交通動脈を含む）がもっとも多く39.4％，次いで内頸動脈瘤（内頸動脈および後交通動脈を含む）が29.0％，中大脳動脈瘤が21.4％，その他であった．

2. 脳梗塞

①アテローム血栓性脳梗塞

　頭蓋内外の主幹動脈の粥状硬化による動脈内腔の狭小化を原因とする脳梗塞である[3]．粥状硬化が徐々に成長し血流障害を生じることから，経過中に側副血行路が発達するため虚血範囲はそれほど広くならない傾向がある．また，脳梗塞発症以前から一過

性脳虚血発作（transient ischemic attack：TIA）を生じることもある．退院時の日本版 modified Rankin Scale（mRS）の報告[2]では，0〜2レベルは介助を要しない自立度の高い状態であり，自動車運転再開に必要なレベルと思われる．アテローム血栓性脳梗塞では約半数がこのレベルに回復している．

②心原性脳塞栓症

　脳血管の病変ではなく，主に心臓で形成され分離した血栓などが頭頸部の動脈に流入し，血管を閉塞することで生じる．頭蓋内外の動脈に突然閉塞をきたすため，突然神経症状が現れることが多い．皮質を含む広範な脳梗塞となることが多く，症状は重篤になる傾向がある．また，塞栓は複数生じることがあるため，病巣が多発することもある．心房細動に起因する心原性脳塞栓症が多い．閉塞後の血管の再開通によって高率に出血性梗塞を生じ，脳浮腫の増大，梗塞巣の拡大，脳ヘルニアの進行などが生じると症状が増悪・遷延する場合がある[4]．退院時のmRSは自立度の高い0〜2レベルが40％程度である[2]．

　以上の2病型では，閉塞血管の部位により，異なった症候を呈するため，以下に閉塞動脈別に解説する．

●前大脳動脈系

　運動障害としては，下肢に強い片麻痺がみられやすく，時に，両手動作の協調障害や強制把握現象，エイリアンハンドなどを呈する例もある．右下肢麻痺が重度であれば，左下肢でのアクセル操作に変更するなどの対応が必要である．一方，高次脳機能障害としては，注意機能や遂行機能，情報処理速度の低下，社会的行動障害，感情のコントロールの障害などを呈する可能性がある．特に，前大脳動脈の還流領域である前部帯状回の梗塞では自発性の低下を呈することがある（**Question 2-1-3** 参照）．

●中大脳動脈系

　左大脳半球（優位半球）の梗塞では，身体障害として，右片麻痺，右感覚障害，視覚機能障害として，右同名半盲や右1/4半盲，高次脳機能障害としては，失語症，失行，失読，失算，さらに注意障害や遂行機能障害を呈しやすい．

　右大脳半球（劣位半球）の梗塞では，身体障害として，左片麻痺，左感覚障害，視覚機能障害として，左同名半盲や左1/4半盲，高次脳機能障害としては，左半側空間無視，地理的障害，構成失行，病識の低下，さらに注意障害や遂行機能障害を呈しやすい（**Question 2-1-3** 参照）．

●椎骨脳底動脈系

　後大脳動脈領域の梗塞では，反対側の同名半盲や1/4半盲の確認が重要である．また，視覚性失認（物体失認，街並失認）を疑う際には評価が必要である．視床梗塞では感覚障害，軽度の片麻痺，失調を呈することがある（**Question 2-1-3** 参照）．

　テント下の梗塞の対応は次頁の脳幹出血，小脳出血を参照．

③ラクナ梗塞[5]

ラクナ梗塞は，穿通枝の閉塞であり，径1.5 cm以内の小梗塞を生ずる．梗塞範囲が限局し，皮質領域は含まないため，失語症，半側空間無視，注意障害などの高次脳機能障害を呈することは少ない．しかし，視床内側核や視床前核，尾状核など，皮質下組織は，大脳皮質との線維連絡があることから，記憶障害，注意障害などの高次脳機能障害がみられることがある．内包後脚や橋底部では片麻痺のみ（pure motor hemiparesis），視床では半身の感覚障害のみ（pure sensory stroke）の場合がある．また，放線冠，内包後脚，上部橋底部では，麻痺だけでは説明できない失調を伴う失調性片麻痺（ataxic hemiparesis）を呈することがある．脳幹では，眼球運動障害が生じることがある．運転評価に際しては麻痺や失調，感覚障害によるハンドルやペダル操作の拙劣さ，眼球運動障害，高次脳機能障害の程度を評価し必要な対応を行う（**Question 2-1-3** 参照）．軽症のことが多いため早期の運転再開を希望する患者が多いが，海外の主要国では，最低1ヵ月は運転再開を勧めておらず，一定期間は経過をみることを勧めている（**Question 2-1-1** 参照）．

3．脳出血

①被殻出血，視床出血[6,7]

いずれの出血も，血腫が大きいと内包後脚〜放線冠に進展し対側の片麻痺を生じるほか，感覚障害も呈することが多い．右半球であれば左半側空間無視，左半球では失語症を生じることがある．脳幹への進展で眼球運動障害，複視が残存することがあり，外側膝状体〜視放線への進展で視野欠損（同名半盲，1/4半盲）が残存することがある（**Question 2-1-3** 参照）．

視床出血では，前述のように，視床を構成する核の損傷による記憶障害や注意障害，さらに対側の感覚障害，失調，不随意運動を呈することがある．また，被殻出血では大脳皮質領域への拡大により，開頭血腫除去術を受ける例があるが，このような重度例では，注意障害，遂行機能障害などが必発する．

②皮質下出血

病巣部位により様々な障害を生じる．その他の脳出血に比べ高齢者に多く，アミロイドアンギオパチー関連の皮質下出血を反映していると推測される[8]．てんかん発作の頻度は脳出血の約10％とされるが，皮質下出血の頻度は高く，特に側頭葉と頭頂葉の出血に生じやすいため[9]，運転再開の判断時には注意が必要である．右半球（劣位半球）であれば，視空間認知障害，左半側空間無視，左半球（優位半球）では失語症，失行の有無を確認し，症状に応じた対応が必要となる．前頭葉もしくは病巣が広範囲の場合は注意機能や遂行機能の評価，視床では記憶機能を含む高次脳機能障害の評価を実施する．後頭葉病変では，視野欠損や視覚性失認の評価が重要であり，錐体路病変では麻痺の程度により運転補助装置などの対応が必要なことがある（**Question 2-1-3** 参照）．

③脳幹出血，小脳出血

脳幹出血は橋出血が多く，急速に昏睡状態となり，四肢麻痺，縮瞳などがみられ，重篤な神経症状を認めることが多い[10]．運転再開を検討できる例は軽症例が多い．運動麻

痺や感覚障害だけでなく，眼球運動障害，複視，運動失調が残存することがある．小脳出血では，脳幹の圧排がなければ運動麻痺は生じず，体幹や四肢の運動失調による歩行障害などの症状を呈する[11]．普通免許の適性試験合格基準（**巻末資料 2**）の運動能力の項目では「腰かけていることができない」重度の場合が免許の停止等に該当するため，体幹失調が問題となることは少なく，むしろ四肢の麻痺や失調が問題となる．重症度により適した自動車改造等を勧める．眼球運動障害や斜視，複視が運転に影響がないか確認が必要である．小脳病変であっても認知障害が生ずる Cerebellar cognitive affective syndrome（CCAS）[12,13]という概念が提唱されており，テント下病変であっても高次脳機能の評価をすることが望ましい（**Question 2-1-3** 参照）．

4. くも膜下出血

原因の多くは，突然の脳動脈瘤の破裂であり，くも膜下腔に出血が生じ，脳脊髄液中に血液が混入する．突然死の6.6%を占めている[14]．出血量が少なければ障害を残すことは少ないが，出血量が多い場合は，脳実質内への出血による脳損傷，二次的に生じる脳血管攣縮による脳梗塞，また，髄液循環の障害により水頭症が発生する[15]．

原因となる脳動脈瘤は，前頭葉の底面に位置する前交通動脈瘤が多く，その結果，前頭葉症状といわれる高次脳機能障害が残存しやすい．わが国の調査では，注意障害や遂行機能障害，失語症，記憶障害，社会的行動障害の順に多い[16]．病識低下や運転能力の自覚の低下が生じることがあり，日常生活や社会生活の情報や観察が重要である．硝子体出血（Terson 症候群）は重症例に生じやすく[17]，視力視野障害時には確認が必要である．脳血管攣縮に伴う，麻痺や失語症がある場合はそれぞれ適切に対応する（**Question 2-1-3** 参照）．

退院時 mRS は，自立度の高い 0〜2 レベルが半数以上であり[2]，ほかの脳卒中に比べ死亡率は高い．

📖 Reference

1) Committee established by the Director of the National Institute of Neurological Disorders and Stroke：Special report from the National Institute of Neurological Disorders and Stroke. Classification of cerebrovascular disorders Ⅲ. Stroke 1990；21：637-676

2) 小林祥泰編：脳卒中データバンク 2015．中山書店，東京，2015

3) 辻野 彰，立石洋平，濱邊順平：アテローム血栓性脳梗塞の病態．日本臨牀 2014；72：129-133

4) 武田英孝：心原性脳塞栓症の症候学．日本臨牀 2014；72：189-194

5) 猪原匡史：ラクナ梗塞の症候学．日本臨牀 2014；72：159-162

6) 杉山 拓，中山若樹：被殻出血の病態．日本臨牀 2014；72：341-344

7) 三上 毅：視床出血の病態．日本臨牀 2014；72：352-355

8) 有島英孝，菊田健一郎：皮質下出血の病態．日本臨牀 2014；72：389-393

9) Passero S, Rocchi R, Rossi S, et al：Seizures after spontaneous supratentorial intracerebral hemorrhage. Epilepsia 2002；43：1175-1180

10) 東登志夫：橋出血の病態．日本臨牀 2014；72：364-368

11) 小笠原ゆかり，嶋村則人，大熊洋揮：小脳出血の病態．日本臨牀 2014；72：376-380

12) Schmahmann JD, Sherman JC：The cerebellar cognitive affective syndrome. Brain 1998；121：561-579

13) 前島伸一郎, 大沢愛子, 松田博史, 他：テント下病変による認知機能障害. 認知神経科学 2012；13：227-232

14) Gonsoulin M, Barnard JJ, Prahlow JA：Death resulting from ruptured cerebral artery aneurysm：219 cases. Am J Forensic Med Pathol 2002；23：5-14

15) 渡邉　修：脳卒中・脳外傷の疫学. 脳卒中・脳外傷者のための自動車運転第2版（林　泰史, 米本恭三監修, 武原　格, 一杉正仁, 渡邉　修編）. 三輪書店, 東京, 2016；pp6-12

16) 種村　純, 大槻美佳, 河村　満, 他：高次脳機能障害全国実態調査報告. 高次脳機能研究 2011；31：19-31

17) 菅原貴志, 高里良男, 正岡博幸, 他：Terson 症候群をきたしたくも膜下出血 20 例の臨床的検討. 脳卒中の外科 2006；34：294-298

運転能力を評価するためには，脳卒中後の障害をどのように把握するか？

推奨

●視覚機能障害，運動機能障害，高次脳機能障害，症候性てんかんの合併を把握することが重要である．

解説

1. 視覚機能障害

　脳卒中で頻度が高い視覚機能障害は視野欠損であり，後頭葉や視放線損傷による対側の同名半盲が多い[1]．また，側頭葉や頭頂葉で視放線の一部に損傷が及ぶ病変では同名1/4半盲などを生じることがあり，大きな被殻出血などが進展して生じることもある．その他に，脳幹病変や視床出血後の眼球運動障害や斜視，中心視力低下がある．自覚的には視界がぼやけたり，音読障害，複視等を訴える[1]．また，くも膜下出血後の硝子体出血（Terson症候群）も重症例に生じやすい[2]．同名半盲患者に運転再開は勧めないことが多い．有効視野（Useful Field of View：UFOV）検査が自動車運転評価として有効であるとの報告[3]も多いが，普及しているとはいえず脳卒中患者に必須の検査とはいい難い（**Question 1-3** 参照）．

2. 運動機能障害

　運動野-放線冠 内包後脚-大脳脚-脳幹腹側を通る錐体路の障害による対側の運動麻痺，中心後回-視床-脊髄視床路などの病変で生じる感覚障害，小脳病変による同側上下肢の運動失調や体幹失調の把握が重要である．脳卒中後に運転再開を検討する患者は，そのほとんどが普通免許の適性試験合格基準（**巻末資料2**）の運動能力を満たし，通常は改造や運転補助装置の利用により運動能力低下を補うことができる．上肢麻痺等が重度であれば健側にノブ型旋回装置（ステアリンググリップ）の使用を勧め，右下肢麻痺等が重度であれば，左下肢でアクセルペダル操作が行えるように改造する．運動麻痺だけでなく感覚障害の把握は重要であり，公安委員会や教習所では，運動麻痺や失調が運転に及ぼす影響は理解されやすいが，感覚障害の影響を適切に判断するのは難しく，医学的な評価や判断が重要である（**Question 1-3**，**1-7** 参照）．

3. 高次脳機能障害

　全般的な注意障害は脳卒中に合併しやすい．両側前頭葉が主にかかわるが，頭頂葉，

前脳基底部, 視床, 脳幹網様体などあらゆる神経回路が関与していることから, 責任病巣を明確に述べることは難しい[4]. 脳幹や小脳の病変による Cerebellar cognitive affective syndrome (CCAS)[5,6]でも, 認知障害が生じることが提唱されており, テント下病変であっても評価することが望ましい. 前頭葉の病変(特に前頭前野背外側部)では遂行機能障害が生じることがあり, 記憶障害は, くも膜下出血や視床病変で生じることがある. いずれも重度であれば「運転は控えるべき」である. また, 左頭頂葉損傷によって運転操作に誤りを生じるような失行や, 後頭葉病変による視覚性失認 (物体失認や街並失認), 道順障害などがあれば, 通常「運転は控えるべき」である (**Question 1-4-1** 参照).

　半側空間無視 (unilateral spatial neglect : USN) は右半球損傷では残存しやすく評価が必要である. USN が明らかであれば, 無視側を見落とし運転は危険であるため「運転は控えるべき」である (**Question 1-4-2** 参照).

　失語症は主に左半球の皮質を含む病変で生じるが, 被殻や視床出血でもみられることがあり, 左利き者では右半球の病変で生じることもある. 失語症状が軽度であっても言語がかかわる検査は結果に影響するため解釈が難しくなる. 失語症者の運転可否の判定では非言語的な検査の結果を重視することを推奨する (**Question 1-4-3** 参照).

4. 症候性てんかんの合併

　脳卒中後に, 症候性てんかんを合併することがあるが, 道路交通法上は, 最低2年間の無発作の確認のうえ, 医師の判断のもとに運転が許可される. その際, 抗てんかん薬を服用しているかどうかは問わない. てんかん発作を生じたことのない患者に対する規定はないが, 発作を生じやすいか否かに関し, 画像所見は参考になる. 脳卒中後てんかんは脳梗塞より脳出血後で皮質を含む病変に多い[7]. また, てんかん発作の誘因として, 飲酒, 喫煙, ストレス, 疲労, 過呼吸等が挙げられており, 危険性が高いと判断した場合は発作や事故の可能性を伝え, 疲労時, 睡眠不足時などでは, 無理な運転はしないなど生活指導が必要である (**Question 2-3-1** 参照).

📖 Reference

1) Rowe FJ : VIS writing Group, Vision in stroke cohort : Profile overview of visual impairment. Brain Behav 2017 ; 7 : e00771

2) 菅原貴志, 高里良男, 正岡博幸, 他 : Terson 症候群をきたしたくも膜下出血 20 例の臨床的検討. 脳卒中の外科 2006 ; 34 : 294-298

3) Hird MA, Vetivelu A, Saposnik G, et al. : Cognitive, on-road, and simulator-based driving assessment after stroke. J Stroke Cerebrovasc Dis 2014 ; 23 : 2654-2670

4) 稲村　稔 : 頭部外傷後の注意障害. 頭部外傷と高次脳機能障害 (日本高次脳機能障害学会　教育・研修委員会編). 新興医学出版社, 東京, 2018 ; pp113-128

5) Schmahmann JD, Sherman JC : The cerebellar cognitive affective syndrome. Brain 1998 ; 121 : 561-579

6) 前島伸一郎, 大沢愛子, 松田博史, 他 : テント下病変による認知機能障害. 認知神経科学 2012 ; 13 : 227-232

7) Chen TC, Chen YY, Cheng PY, et al. : The incidence rate of post-stroke epilepsy : a 5-year follow-up study in Taiwan. Epilepsy Res 2012 ; 102 : 188-194

88002-799 JCOPY

脳外傷の重症度をどのように把握するか？

推 奨

● 軽度，中等度，重度のいずれであるかを，受傷時の意識障害の程度で把握することが望ましい．

● 受傷原因および受傷機転，診断名を把握することが望ましい．

解 説

1. 重症度評価

　脳外傷者の評価を行う場合，その重症度を把握しておくことが重要である．重症度は，受傷時の意識障害の程度と強い相関があり，生命予後，機能予後を予測するうえで大切な目安となるからである[1,2]．国際的には，意識障害の評価分類スケールとして，表4に示したグラスゴー・コーマ・スケール（Glasgow Coma Scale：GCS）が使用されてい

脳外傷

表4　グラスゴー・コーマ・スケール
（Glasgow Coma Scale：GCS）

1. 開眼（eye opening, E）	E
自発的に開眼	4
呼びかけにより開眼	3
痛み刺激により開眼	2
なし	1
2. 最良言語反応（best verbal response, V）	V
見当識あり	5
混乱した会話	4
不適当な発語	3
理解不明の音声	2
なし	1
3. 最良運動反応（best motor response, M）	M
命令に応じて可	6
疼痛部へ	5
逃避反応として	4
異常な屈曲運動	3
伸展反応（除脳姿勢）	2
なし	1

正常ではE, V, Mの合計が15点，深昏睡では3点となる。
（Teasdale G, Jennett B：Assessment and prognosis of coma after head injury. Acta Neurochirurgica 1976；34：45-55より転載）

る[3]. 開眼・言語・運動の3項目について評価し，その総点（開眼＋言語＋運動＝総点）が13〜15点を軽度脳外傷，9〜12点を中等度脳外傷，8点以下を重度脳外傷と分類している．集中治療領域では，脳外傷急性期の重傷度判定に，改訂外傷スコア（Revised Trauma Score：RTS）が利用されている．これによると，外傷の重傷度は，受傷時の意識障害（GCS）と収縮期血圧（systolic blood pressure：SBP）と呼吸数（respiratory rate：RR）に依存しており，RTS＝0.9368×（GCSコード）＋0.7326×（SBPコード）＋0.2908×（RRコード）で求められる[4].

　すなわち，脳外傷の重傷度は，意識障害とともに，受傷後のバイタルサインが影響することを意味し，それは，脳外傷後の二次的損傷（脳浮腫や低換気，低血圧などに起因する低酸素脳症など）を左右するからにほかならない．重度例は，いわゆる昏睡状態に近く，なんらかの高次脳機能障害が必発する．重度であるほど，自動車運転は困難になる．しかし，脳震盪等の軽度例であっても，運転再開に際し，注意を要する例がある（**Question 2-2-3** 参照）.

　わが国の警察庁では交通事故による「重傷」を，「30日以上の治療を要する場合」と定義している．前述の脳外傷を意識障害の程度で評価する重症度基準とは異なるが，この基準によると，平成30年度の警視庁のデータでは，交通事故後に頭部への損傷が生じたのは，軽傷例（491,288名）では4.6%，重傷例（34,558名）では13.9%，死亡例（3,532名）では42.5%であった[5].すなわち，重傷ほど脳に損傷が及びやすいことを示している．

2. 受傷原因および時期，受傷機転，診断名の把握

　Whyte Jら[6]は，脳外傷者は，20歳と50歳に2相性のピークを有し，前者では交通事故が，後者では転落・転倒事故が主な原因であると報告している．この傾向は，わが国でも同様で，若年層では交通事故が，高年齢層では転倒・転落が多くなる．交通事故例は高エネルギー外傷の結果，重症化しやすいが，近年，交通事故は減少し，転倒・転落の占める割合が高くなっている[7].

　脳外傷による多様な病態は，国際的にGennarelli TAらの分類（**表5**）によって整理され[8]，脳の損傷範囲を，局所性とびまん性に大別している．局所性脳損傷とは，外力が直接に頭部に直線的に加わった場合に生じ，その結果急性硬膜外血腫，急性硬膜下血腫，脳挫傷，外傷性脳内血腫等が生じる．Gennarelli TAらは，脳外傷の予後を不良にする要因として，①硬膜下血腫の存在と，②昏睡が24時間以上続く状態を挙げ，この場合に死亡率がもっとも高いと述べている[8].

　一方，びまん性脳損傷は，脳へ回転加速度が加わった結果生じ，①軽症脳震盪，②古典的脳震盪，③びまん性軸索損傷に分類される．脳への回転加速度は，頭部が頸部，脳幹を基点として前後左右に加速，減速され，その直接的，間接的衝撃の結果，脳に外力が加わることで生じる．その結果，病理学的に，前頭葉および側頭葉の先端，脳幹背側，大脳半球傍矢状面白質，前部帯状回，脳梁，大脳半球皮質白質境界域の神経軸索に損傷をきたしやすい．こうした解剖学的な好発損傷部位が，脳外傷に特有な症状を生みだす．

　なお，運転再開の時期については，英国運転免許庁（Driver and Vehicle Licensing Agency：DVLA）の基準[9]では，普通免許の場合，脳外傷後，その重症度や合併症に依

表 5　脳外傷の分類

1. 頭蓋骨骨折（skull injury）
1）円蓋部骨折（vault fracture）
・線状骨折（linear fracture）
・陥没骨折（depressed fracture）
2）頭蓋底骨折（basiler fracture）
2. 局所性脳損傷（focal brain injury）
1）急性硬膜外血腫（acute epidural hematoma：AEDH）
2）急性硬膜下血腫（acute subdural hematoma：ASDH）
3）脳挫傷（brain contusion）
4）外傷性脳内血腫（traumatic intracerebral hematoma：TICH）
3. びまん性脳損傷（diffuse brain injury）
1）軽症脳震盪（mild concussion）
・一時的な神経機能障害（記憶障害）のみで意識障害なし
2）古典的脳震盪（classical cerebral concussion）
・6 時間以内の意識障害あり
3）びまん性軸索損傷（diffuse axonal injury：DAI）
・軽度 DAI：昏睡 6～24 時間
・中等度 DAI：昏睡 24 時間以上，脳幹部障害なし
・重度 DAI：昏睡 24 時間以上，脳幹部障害あり

（Gennarelli TA, Spielman GM, Langfitt TW, et al.：Influence of the type of intracranial lesion on outcome from severe head injury. J Neurosurg 1982；56：26-32 より引用）

存するものの，6～12ヵ月はあけることを勧めている．また，同基準では，急性硬膜下血腫では少なくとも 6ヵ月間，運転を控えるよう勧告している．軽症例は，この限りではない．

📖 Reference

1）Whyte J, Cifu D, Dikmen S, et al.：Prediction of functional outcomes after traumatic brain injury：a comparison of 2 measures of duration of unconsciousness. Arch Phys Med Rehabil 2001；82：1355-1359

2）McDonald CM, Jaffe KM, Fay GC, et al.：Comparison of indices of traumatic brain injury severity as predictors of neurobehavioral outcome in children. Arch Phys Med Rehabil 1994；75：328-337

3）Teasdale G, Jennett B：Assessment and prognosis of coma after head injury. Acta Neurochirurgica 1976；34：45-55

4）林　宗貴：Preventable trauma death. Clinical Neuroscience 2004；22：516-517

5）警視庁交通局：平成 30 年における交通事故の発生状況．Available from URL：https://www.e-stat.go.jp/stat-search/files?page=1&layout=datalist&toukei=00130002&tstat=000001027458&cycle=7&year=20180&month=0（2020 年 10 月 10 日引用）

6）Whyte J, Rosenthal M：Rehabilitation of the patient with traumatic brain injury. in Rehabilitation Medicine：Principles and Practice. 2nd ed（ed by Delisa JA, Gans BM）. Lippincott-Raven Publishers, Philadelphia, 1993；pp825-860

7）渡邉　修：TBI の成因と有病率．臨床精神医学 2019；48：431-435

8）Gennarelli TA, Spielman GM, Langfitt TW, et al.：Influence of the type of intracranial lesion on outcome from severe head injury. J Neurosurg 1982；56：26-32

9）Driver and Vehicle Licensing Agency：Assessing fitness to drive：a guide for medical professionals. September 2019. Available from URL：https://www.gov.uk/government/publications/assessing-fitness-to-drive-a-guide-for-medical-professionals（2020 年 2 月 23 日引用）

脳外傷

運転能力を評価するうえで，脳外傷後の障害をどのように把握するか？

推奨

● 視覚機能障害（特に，視野障害，複視，調節障害，輻輳障害）を把握することが望ましい．
● 運動機能障害（特に，運動麻痺，失調）を把握することが望ましい．
● 高次脳機能障害（特に，注意障害，遂行機能障害，記憶障害，社会的行動障害，視空間認知障害）を把握することが望ましい．
● 合併症（てんかん等）を把握することが望ましい．

解説

1. 視覚機能障害

　脳外傷後には，視野がぼやける，光がまぶしい，二重に見える，両眼視で見えにくい，などといった視覚症状が現れることがある．これらの症状は外傷の重症度に関わらず，比較的頻度の高い障害として報告されてきた[1,2]．Lew HL らは，166 名の軽度脳外傷患者について，視力は大多数で正常範囲にあるも，75％は視覚障害の自覚的な訴えがあり，羞明が 59％に，輻輳障害が 46％に，調節障害が 21％にみられたと報告している[3]．

　Greenwald BD らは，18 の研究論文をレビューし，脳外傷の重症度に関連して，視野がぼやける，読字障害，複視，眼精疲労，混雑した環境でのめまいや平衡障害，視野欠損，光の感度異常，色覚異常など多彩な視覚障害が生じることを報告した[4]．また，Schlageter K らは，入院した 51 名の脳外傷患者の 60％に，眼球運動，立体視，視覚障害，近/遠内斜視などの視覚障害があったと報告した[5]．Olver JH らは，入院した脳外傷者 254 名を外傷後 2 年から 5 年にかけてフォローアップしたところ，5 年後にフォローアップできた 103 名の 42％は，視力低下，複視，調節障害を訴えていた[6]．

　Merezhinskaya N らは，脳外傷例（眼外傷除外）における視覚障害の発生頻度について，システマティックレビューを報告している[7]．22 の研究論文が抽出され，その結果，脳外傷後の視覚障害として，調節障害は 42.8％（N＝1,271），輻輳不全は 36.3％（N＝2,140）で，いずれも脳外傷の際に損傷の生じやすい中脳をはじめとして，前頭葉（前運動野および運動野），小脳，そして動眼神経，滑車神経，外転神経の障害に起因すると考えられたと述べている[7]．また，同報告では，視野障害は全脳外傷例の 18.2％（N＝2,106）にみられたと報告した[7]．脳挫傷，びまん性軸索損傷に起因する，側頭葉から後頭葉皮質に至る視放線の損傷が主な原因と考えられる．

以上のように，脳外傷により多様な視覚障害が発生する．その程度，内容は，損傷部位によって異なるが，重症であるほど，視覚異常は重篤になる．発生頻度の高い調節障害，輻輳不全は，運転に際し，支障が生じるか否かを精査する必要がある．眼球運動障害による複視の場合は，片眼に眼帯をして，他方の視力が 0.3 以上であれば運転は可能となるが，この場合，立体感が損なわれるので，実車評価および教習を受けることが望ましい．視野欠損，半側空間無視があれば，基本的に運転はできない．

2. 運動機能障害

　脳外傷は，脳の構造的特徴から前頭葉および側頭葉に損傷が生じやすい．前頭葉に損傷が及んでも，運動野，運動前野が損傷を免れれば運動麻痺は生じない．ただし，側頭葉や頭頂葉挫傷では，錐体路の損傷から片麻痺を呈することがある．また，脳幹損傷では，片麻痺あるいは四肢麻痺がみられることがある．一方，前頭葉は対側の小脳と線維連絡があるために，前頭葉性の失調症状を呈する可能性がある．びまん性軸索損傷のように，脳が前後に動揺して損傷が加わる病態では，中脳背側が損傷を生じやすく，小脳から前頭葉に向かう神経線維の損傷が生じ，失調症状が出現することが多い．

　Walker WC らは，重症脳外傷患者 102 名に対し，運動障害の頻度について時系列で調査をしたところ，急性期，2 年後，各々，上肢運動麻痺は 27.7％から 12.9％，下肢運動麻痺は 24.8％から 8.9％に，失調は 32.2％から 13.5％，タンデムゲイトによるバランス障害は 26.7％から 24.8％に認められたと報告した[8]．Duong TT らは，外傷後 24 時間以内に急性期病院に入院し，米国 Traumatic Brain Injury Model Systems（TBIMS）のデータベースに登録されている 2,363 名の脳外傷患者について報告した．そのデータによると，1 年後に日常動作に介助を要したのは，移動では 4.9％，階段昇降では 9.3％，ベッドへの移乗では 6.2％，トイレへの移乗では 6.6％，バスタブへの移乗では 11.0％，更衣（下衣）では 11.4％であった．一方，座位バランス不良例は約 60％，立位バランス不良例は約 80％であった[9]．これらの調査より，脳外傷では，運動麻痺よりも失調症状のほうが発生頻度は高い．

　すなわち，脳外傷による運動麻痺は比較的軽度で，日常生活は自立する例が多い．渡邉らは脳外傷後 10 年以上が経過した患者 344 名（重度例が 91％）の家族に対し，介護負担感に関する調査を行い，患者の日常生活は 78.5％で自立していたと報告した[10]．身体的には，自動車運転が可能な例が多いといえるが，失調症状などの残存が，運転能力に影響するか否かを判断する必要がある．

3. 高次脳機能障害

　脳外傷は，特に，中等度から重度の例は，前頭前野および側頭葉に損傷をきたしやすい．その結果，注意障害，遂行機能障害，情報処理速度の低下，記憶障害，社会的行動障害が現れやすい．Ortoleva C らは脳外傷患者の運転能力に関するシステマティックレビューを行い，注意機能，遂行機能，情報処理速度が，運転能力の予測因子として繰り返し報告されてきたと述べた[11]（詳細は **Question 1-4-1** 参照）．

　運転を再開する際に，自己の運転能力を把握し調整できる能力の重要性も報告されて

いる[12]．前頭葉症状の1つとして，前述したように自己内省の問題がある．Gooden JR らは，運転能力と病識に焦点をあて，中等度から重度の脳外傷者37名を，年齢や教育歴とマッチングさせた49名の健常者と比較して報告した．その結果，実車運転が不良と評価された脳外傷者は明らかに自己の運転能力を過信し，認知機能も不良であったことから，運転指導においては自己の運転能力を把握させることも重要であると述べている[13]．さらに脳外傷者の社会的行動障害として報告されてきた易怒性など感情コントロールの問題も，運転に際し阻害要因となる．Winter L らは，外来通院している脳外傷者61名に対する運転能力調査では，いかに社会に統合しているか，うつ状態の程度，身体障害による社会参加の制限，そして感情の問題が関連していると報告した[14]（**Question 1-4-1** 参照）．

4. 合併症

　脳外傷に付随する合併症は，重度であるほど，他の器官にも及ぶ．米国国立衛生研究所（National Institutes of Health：NIH）が，専門職の合意としてまとめた脳外傷者の慢性期の合併症として，以下の4項目を報告している[15]．

1. 神経学的合併症：多様な運動障害，てんかん発作，頭痛，視覚障害，睡眠障害など
2. 非神経学的合併症：呼吸器疾患，代謝性疾患，栄養障害，消化器系疾患，筋骨格系疾患，皮膚疾患など
3. 高次脳機能障害：注意障害，遂行機能障害，言語障害，視空間認知障害，病識低下，情報処理速度の低下など
4. 行動障害：易怒性，衝動性，社会性の低下，感情障害，人格変化，うつ状態，不安など

　同様に，Rutherford GW らは，脳外傷者の長期的後遺症として，特に中等度から重度の脳外傷例では，認知機能や心理社会的問題のほかに，てんかん発作，うつ，易怒性，非就労状況，社会的孤立，内臓疾患（特に下垂体機能の低下）などの問題があると指摘した[16]．Bell C らは，外来通院している305名の脳外傷患者（軽度17.8％，中等度68.2％，重度14.1％）について調査したところ，頭痛を訴えていた者は47.9％，記憶障害を呈していた者は42.0％，さらに受傷後にてんかん発作を発症した者は7.9％にみられたと報告した[17]．また，Fann JR らは，入院した559名の脳外傷患者のうつ病合併が，受傷後1年の時点で，52％にみられたと報告し，文献的にも，外傷後のうつ病は，数年にかけて25％以上に発症すると述べた[18,19]．

　一方，軽度の脳外傷例では，80％は，受傷後6ヵ月の時点で後遺障害はみられないが，20％は，頭痛，めまい，易疲労性，集中力の低下，記憶障害，焦燥感，情動の問題を自覚している[20]．

　すなわち，脳外傷は，重症度に依存して，高次脳機能障害，運動障害，視覚障害のほかに，多様な合併症が付随するので，運転に際し，阻害要因にならないかを判別する必

要がある．特に，てんかん発作は運転再開を判断するうえで重要である．受傷後7日以内に発生する早期てんかん（early seizure）の発症率は2.6〜16.3％，受傷後8日以降に発症する晩期てんかん（late seizure）の発症率は，重度脳外傷では，受傷後1年で7.1％，5年で11.5％，中等度脳外傷では，受傷後1年で0.7％，5年で1.6％と報じられている[21]．早期てんかんが晩期てんかんの素因になる可能性は否定できないが，もっとも問題となるのは，晩期てんかんのコントロールである．コントロールができていなければ運転はできない．てんかんがある場合の運転再開については **Question 2-3** 参照．

📖Reference

1) Brahm KD, Wilgenburg HM, Kirby J, et al.：Visual impairment and dysfunction in combat-injured servicemembers with traumatic brain injury. Optom Vis Sci 2009；86：817-825

2) Gironda RJ, Clark ME, Ruff RL, et al.：Traumatic brain injury, polytrauma, and pain：challenges and treatment strategies for the polytrauma rehabilitation. Rehabil Psychol 2009；54：247-258

3) Lew HL, Poole JH, Vanderploeg RD, et al.：Program development and defining characteristics of returning military in a VA Polytrauma Network Site. J Rehabil Res Dev 2007；44：1027-1034

4) Greenwald BD, Kapoor N, Singh AD：Visual impairments in the first year after traumatic brain injury. Brain Inj 2012；26：1338-1359

5) Schlageter K, Gray B, Hall K, et al.：Incidence and treatment of visual dysfunction in traumatic brain injury. Brain Inj 1993；7：439-448

6) Olver JH, Ponsford JL, Curran CA：Outcome following traumatic brain injury：a comparison between 2 and 5 years after injury. Brain Inj 1996；10：841-848

7) Merezhinskaya N, Mallia RK, Park D, et al.：Visual deficits and dysfunctions associated with traumatic brain injury：A systematic review and meta-analysis. Optom Vis Sci 2019；96：542-555

8) Walker WC, Pickett TC：Motor impairment after severe traumatic brain injury：A longitudinal multicenter study. J Rehabil Res Dev 2007；44：975-982

9) Duong TT, Englander J, Wright J, et al.：Relationship between strength, balance, and swallowing deficits and outcome after traumatic brain injury：a multicenter analysis. Arch Phys Med Rehabil 2004；85：1291-1297

10) 渡邉　修，秋元秀昭，福井遼太，他：外傷性脳損傷後10年以上経過した患者の家族の介護負担感. 日本交通科学学会誌 2019；19：3-8

11) Ortoleva C, Brugger C, Van der Linden M, et al.：Prediction of driving capacity after traumatic brain injury：a systematic review. J Head Trauma Rehabil 2012；27：302-313

12) Gooden JR, Ponsford JL, Charlton JL, et al.：Self-regulation upon return to driving after traumatic brain injury. Neuropsychol Rehabil 2019；29：92-106

13) Gooden JR, Ponsford JL, Charlton JL, et al.：Self-awareness and self-ratings of on-road driving performance after traumatic brain injury. J Head Trauma Rehabil 2017；32：E50-E59

14) Winter L, Moriarty HJ, Short TH：Self-reported driving difficulty in veterans with traumatic brain injury：its central role in psychological well-being. P M R 2017；9：901-909

15) Consensus conference. Rehabilitation of persons with traumatic brain injury. NIH Consensus Development Panel on Rehabilitation of Persons With Traumatic Brain Injury. JAMA 1999；282：974-983

16) Rutherford GW, Corrigan JD：Long-term consequences of traumatic brain injury. J Head Trauma Rehabil 2009；24：421-423

17) Bell C, Hackett J, Hall B, et al.：Symptomatology following traumatic brain injury in a multidisciplinary clinic：experiences from a tertiary centre. Br J Neurosurg 2018；32：495-500

18) Fann JR, Hart T, Schomer KG：Treatment for depression after traumatic brain injury：a systematic review. J Neurotrauma 2009；26：2383-2402

脳外傷

19) Fann JR, Bombardier CH, Temkin N, et al. : Incidence, severity, and phenomenology of depression and anxiety in patients with moderate to severe traumatic brain injury. Psychosomatics 2003 ; 44 : 161

20) British Society of Rehabilitation Medicine, Royal College of Physicians : Rehabilitation following acquired brain injury : National clinical guidelines (ed by Professor Lynne Turner-Stokes). Great Britain by The Lavenham Press, Sudbury, Suffolk, 2003. Available from : URL : https://www.head way.org.uk/media/3320/bsrm-rehabilitation-following-acquired-brain-injury.pdf (2020 年 7 月 25 日 引用)

21) Szaflarski JP, Nazzal Y, Dreer LE : Post-traumatic epilepsy : current and emerging treatment options. Neuropsychiatr Dis Treat 2014 ; 10 : 1469-1477

88002-799 JCOPY

軽度脳外傷（mTBI）/脳震盪例の自動車運転の再開はどのように進めるか？

推奨

● 軽度脳外傷患者は，少なくとも，受傷後48時間は運転を控えることが望ましい.
● 軽度脳外傷例の大多数は，身体症状，情動障害，認知障害は回復するが，少数例では，これらの症状が残存する．したがって，これらの症状を訴える例，他覚的に認められる例では，安全な運転能力の有無について，精査を行う必要がある.

解説

　軽度脳外傷（mild traumatic brain injury：mTBI）は，**Question 2-2-1** に述べたように，受傷時の意識障害が，グラスゴー・コーマ・スケール（Glasgow Coma Scale：GCS）で，13〜15点の例を指している．一方，2004年，WHOが，米国リハビリテーション医学会および米国疾病管理予防センター（Centers for Disease Control and Prevention：CDC）とともに発表した軽度脳外傷の定義は，次の，①および②が満たされていることである[1].

> ①次のうち，1つ以上が該当すること
> ・受傷後に昏迷または失見当識がある
> ・受傷後30分以内の意識障害がある
> ・受傷後24時間以内の外傷後健忘がある
> ・さらに/あるいは，他に，一時的な局所症候あるいはてんかんなどの神経学的異常所見がある
> ②受傷後30分以上が経過した時点で，GCSが，13〜15点である

　すなわち，受傷後，意識が清明か，ややはっきりしない，ぼーとしている，などの軽度の意識障害を呈した例，仮に意識障害があっても，30分以内の例である．一方，脳震盪は，米国脳神経外科学会の定義によると，脳外傷に起因して生じる脳機能（精神状態や意識）の一時的な停止を指している[2]．上記，軽度脳外傷に属する病態と考えられている.

　わが国において，軽度脳外傷は，おおよそ，全脳外傷の70%程度を占める[3]．海外では，Cassidy JDらが169の文献からまとめたレビューによると，軽度脳外傷は，治療を受けた脳外傷例の70〜90%を占めており，10万人あたり100〜300人が発症し，治療を

脳外傷

受けない例も入れると，10 万人あたり 600 人以上であろうと推定している[4].

　WHO の研究報告によると，軽度脳外傷例は，急性期は認知障害をはじめとする多様な症状がみられるが，その大多数は，受傷後 3〜12 ヵ月で回復する[5]．しかし極めて少数で，後述するような身体的，情動的，認知的症状が存続する場合があり，精神疾患のリスクを高める例もある[6]．これらは，脳震盪後症候群とも称されている.

　軽度脳外傷例は，脳画像所見で異常を指摘されることが少ないが，さまざまな自覚症状を訴える場合がある．身体症状として，頭痛，めまい，頸部痛，睡眠障害，視覚障害，感覚障害などがみられる．Lannsjö M らは，主な 4 つの身体症状として，頭痛，めまい，疲労性，眠気を報告した[7]．一方，情動障害としてうつ，不安，焦燥感などが報告されている[7,8]．うつ症状は軽度脳外傷例の 10% にみられたとする報告もある[9]．また，記憶障害，注意障害，遂行機能障害などの認知症状の訴えもみられる[10].

　また，軽度脳外傷例の中には，上記の自覚症状以外に，客観的に認知機能が低下していることも，数多く報告されてきた．Nordström A らは，スウェーデンにおいて全国的な前向きコホート研究を行い，軽度脳外傷例は，健常群に比し認知機能が低下していることを報告した[11]．また，Halterman CI らは，視空間認知機能の障害[12]を，Jang SH らは，記憶の障害[13]を報告した．したがって，軽度脳外傷例/脳震盪例でも，自動車運転において支障が生じる例がある．Schmidt JD らは，症状のない受傷後 48 時間以内の軽度脳外傷患者に対し，ドライビングシミュレーターで運転操作能力の検査を行ったところ，対照群に比し，操作能力の低下を認めたと報告している[14]．しかし，大多数の例は，改善を示していくことから，運転再開の時期が問題となる.

　オーストラリアの運転能力評価に関するガイドラインによると，どのような脳外傷例であっても，意識障害を呈した例は，少なくとも 24 時間は運転をすべきではないと述べている[15]．Preece MHW らは，受傷後 24 時間以内の軽度脳外傷患者と受傷後 24 時間以内の整形外科患者に対し，コンピュータ上で運転シーンを見せ，危険検出試験を行ったところ，有意に前者では成績が低下していたと報告した[16]．すなわち，軽度脳外傷例であっても，受傷後，48 時間は，運転を控えたほうがよいであろう．また，その後，いつの時点において，運転が可能かという報告は皆無である．したがって，軽度脳外傷例が自動車運転の再開を希望する場合，身体症状，情動障害，認知障害等の後遺症が疑われる例では，他の外傷例と同様に，神経心理学的検査，画像検査，場合によっては，ドライビングシミュレーターや実車による運転能力評価も考慮しなければならない.

📖 Reference

1) Lumba-Brown A, Yeates KO, Sarmiento K, et al.：Centers for Disease Control and Prevention Guideline on the Diagnosis and Management of Mild Traumatic Brain Injury Among Children. JAMA Pediatr 2018；172：e182853
2) American Association of Neurological Surgeons. Available from URL：https://www.aans.org/en （2020 年 7 月 25 日引用）
3) 渡邉　修：TBI の成因と有病率．臨床精神医学 2019；48：431-435
4) Cassidy JD, Carroll LJ, Peloso PM, et al.：Incidence, risk factors and prevention of mild traumatic brain injury：results of the WHO Collaborating Centre Task Force on Mild Traumatic Brain

88002-799　JCOPY

Injury. J Rehabil Med 2004 ; 43 (Suppl) : 28-60

5) Carroll LJ, Cassidy JD, Peloso PM, et al. : Prognosis for mild traumatic brain injury : results of the WHO Collaborating Centre Task Force on Mild Traumatic Brain Injury. J Rehabil Med 2004 ; 43 (Suppl) : 84-105

6) Carroll LJ, Cassidy JD, Cancelliere C, et al. : Systematic review of the prognosis after mild traumatic brain injury in adults : cognitive, psychiatric, and mortality outcomes : results of the International Collaboration on Mild Traumatic Brain Injury Prognosis. Arch Phys Med Rehabil 2014 ; 95 (Suppl) : S152-S173

7) Lannsjö M, Geijerstam J, Johansson U, et al. : Prevalence and structure of symptoms at 3 months after mild traumatic brain injury in a national cohort. Brain Inj 2009 ; 23 : 213-219

8) Whelan-Goodinson R, Ponsford J, Johnston L, et al. : Psychiatric disorders following traumatic brain injury : their nature and frequency. J Head Trauma Rehabil 2009 ; 24 : 324-332

9) Faux S, Sheedy J, Delaney R, et al. : Emergency department prediction of post-concussive syndrome following mild traumatic brain injury : an international cross-validation study. Brain Inj 2011 ; 25 : 14-22

10) Marshall S, Bayley M, McCullagh S, et al. : Updated clinical practice guidelines for concussion/mild traumatic brain injury and persistent symptoms. Brain Inj 2015 ; 29 : 688-700

11) Nordström A, Edin BB, Lindström S, et al. : Cognitive function and other risk factors for mild traumatic brain injury in young men : nationwide cohort study. BMJ 2013 ; 346 : f723

12) Halterman CI, Langan J, Drew A, et al. : Tracking the recovery of visuospatial attention deficits in mild traumatic brain injury. Brain 2006 ; 129 : 747-753

13) Jang SH, Kim SH, Lee HD : Relation between memory impairment and the fornix injury in patients with mild traumatic brain injury : a diffusion tensor tractography study. Am J Phys Med Rehabil 2018 ; 97 : 892-896

14) Schmidt JD, Hoffman NL, Ranchet M, et al. : Driving after concussion : Is it safe to drive after symptoms resolve?　J Neurotrauma 2017 ; 34 : 1571-1578

15) Austroads : Assessing Fitness to Drive. Available from URL : https://austroads.com.au/__data/assets/pdf_file/0022/104197/AP-G56-17_Assessing_fitness_to_drive_2016_amended_Aug2017.pdf（2020 年 7 月 25 日引用）

16) Preece MHW, Horswill MS, Geffen GM : Driving after concussion : the acute effect of mild traumatic brain injury on drivers' hazard perception. Neuropsychology 2010 ; 24 : 493-503

脳外傷

脳卒中後てんかん, 外傷後てんかんの患者に対し, 自動車運転および運転免許についてどうアドバイスするか?

推奨

● てんかんと自動車運転に関する国内法規についての情報提供を行う.
● 自動車運転の可否に関するアドバイスは, 原則的に国内法規に則って行う.

解説

　脳卒中後てんかん, 外傷後てんかんの患者に対して医師は, 自動車運転に関する説明を行うことが望ましい. 新規診断時や初診時などなるべく早い時点に, 基本的に現行法規にもとづいた指導を行う.

　なお, 脳卒中後てんかん, 外傷後てんかんは, 脳卒中や脳外傷によっててんかん焦点が形成され, 数ヵ月以上経過した慢性期に, 後遺症として自発的な発作 (seizure) を繰り返す病態である. てんかんは, 反復する非誘発性発作を主徴とする慢性疾患であり, 24時間以上の間隔で2回以上の発作をもって診断するが, 1回の発作でも発作症状に関連する特異的脳波所見やMRI画像所見, 特定の臨床像があればてんかんと診断できる[1]. 脳卒中や脳外傷の急性期に発作が起こることがあるが, これは急性症候性発作と呼ばれ, てんかん (の発作) とは区別する. 以下, 指導内容の例を記す.

1. 過労, 病気, 薬物の影響下での運転禁止

　道路交通法第66条は, 運転者に対して, 過労, 病気, 薬物の影響により, 正常な運転ができないおそれがある状態での運転を禁じている. これはすべての運転者に課せられた責務であり, 違反に対する罰則規定がある. 「正常な運転ができないおそれがある状態」かどうか, すなわち運転適性の判断は, 次項目「2. てんかんがあっても一定の基準を満たせば免許は拒否されない」に記す免許所持の適性に準じて判断する.

　運転適性を満たし正規に免許を所持している人でも, 病状や治療状況によっては, 医師として運転禁止と指導することが望ましい場合もある. 抗てんかん薬の飲み忘れ, 睡眠不足, 疲労蓄積, 女性における月経などは一時的に発作再発のリスクを高めることが知られているため[2], このような状況, 特に複数の状況が重なった場合には運転しないように指導する. また, 抗てんかん薬を変更または減薬した後, しばらくは, 発作再発リスクはそれまでと同等とは言えないため, 一定期間は運転しないように指導することが望ましい. その期間は日本てんかん学会の提言では6ヵ月である[3].

2. てんかんがあっても一定の基準を満たせば免許は拒否されない

道路交通法の第90条と第103条は，公安委員会に対して，発作により意識障害または運動障害をもたらす病気，その他自動車等の安全な運転に支障を及ぼすおそれのある病気にかかっている者には免許を与えない，または6ヵ月以下の間，免許を保留できる，さらにこれらの病気にかかっていると判明した場合は免許取消し，または6ヵ月以下の間，免許を停止できると定めている．これらの病気には「てんかん（発作が再発するおそれのないもの，発作が再発しても意識障害および運動障害がもたらされないもの，発作が睡眠中に限り再発するものを除く）」が含まれている．警察庁の運用基準では，てんかん発作があっても（てんかんと診断されていても），目覚めている間に，意識や運動が障害される発作が2年間以上ない場合は免許が取得できる（運転適性がある）としている．大型免許や第二種免許については，投薬なしで5年間発作がなく，その後も再発のおそれがない場合以外は運転適性がないとしている．

3. 免許取得や免許更新時の病状質問票に虚偽記載をしてはならない

運転免許の取得・更新時に回答する病状質問票に虚偽の記載をした場合には1年以下の懲役または30万円以下の罰金が科せられる（道路交通法第117条の4）．免許の取得または更新時には病状質問票に正しく答えるように指導する（**Question 1-1-1** 参照）．

4. てんかんの新規診断や発作再発時には運転免許取消しの手続きをとる

運転免許を所有している人が，てんかんの新規診断や発作再発などによって「正常な運転ができないおそれがある状態」になった場合，すみやかに公安委員会に申告して運転免許取消しの手続きを進めるように指導することが望ましい．ただし，法的には前項目「2. てんかんがあっても一定の基準を満たせば免許は拒否されない」にある条項は公安委員会を対象にしたものなので，運転者自身からの届け出を義務付ける法律はない．つまり，絶対に運転しないのであれば免許を所持していることで罰せられることはない．しかし，警察庁は「免許を持つということは運転すること」との見解であり，以上の新規のてんかん発作あるいは発作再発時の運転免許取消しの手続きを円滑に進めるためにも自己申告による取消し手続きが望ましいことを説明する．

5. 病気が原因で取消しになった運転免許の再申請時には学科試験・実技試験は免除される

てんかん発作が原因で運転免許が取消しになったが，その後の治療や自然経過で運転適性が回復した場合，取消しから3年以内に免許再取得の申請をすれば，学科試験や実技試験は免除される（道路交通法第97条の2）．免許を再取得できた場合は，病気による取消し期間中もその免許が継続していたものとみなされる．

📖 Reference

1) Fisher RS, Acevedo C, Arzimanoglou A, et al.：ILAE official report：a practical clinical definition of epilepsy. Epilepsia 2014；55：475-482

てんかん

2) Jallon P, Zifkin B：Seizure precipitants. in Epilepsy. A Comprehensive Textbook（2nd ed）（ed by Engel J, Jr, Pedley TA）. Lippincott Williams & Wilkins, Philadelphia, 2008；pp76-79

3) 日本てんかん学会：てんかんと運転に関する提言. 2012. Available from URL：http://square.umin. ac.jp/jes/images/jes-image/driveteigen2.pdf（2020 年 7 月 28 日引用）

88002-799

急性期にてんかん発作(seizure)があった脳卒中・脳外傷者に対し, 自動車運転および運転免許についてどうアドバイスするか?

推奨

● てんかんに準じて指導する.
● 抗てんかん薬を減量・終了する場合は, 一定期間, 運転をせずに発作再発がないことを確認するよう指導する.

解説

てんかん発作は, てんかんの主徴であるとともに, 非てんかん患者においても全身性または中枢神経系の急性疾患の症候として出現する(急性症候性発作). 脳卒中や脳外傷は中枢神経性の急性症候性発作の代表的な原因である.

てんかんと診断されていない患者の急性症候性発作は, 厳密にいえば道路交通法上てんかん発作としては扱えないが, 再発のリスクがあれば「正常な運転ができないおそれがある状態」に該当する可能性がある. 急性症候性発作後の運転禁止期間について, 海外では再発リスクを算出して必要な運転禁止期間を提唱する報告がなされている[1]. わが国では急性症候性発作や孤発発作に特化した法的基準はなく, 日本てんかん学会が欧州基準を参考にした6ヵ月の禁止を提唱しているが[2], 警察庁ではてんかんに準じた判断が行われているのが現状である. つまり, 1回の急性症候性発作でも2年間は運転禁止ということである.

急性期に発作があった脳卒中・脳外傷者でも発作が消失している場合には, 抗てんかん薬の減量や終了が行われることがある. このような場合には, 一定期間, 運転をせずに発作再発がないことを確認するよう指導することが望ましい. その期間に明確な基準はないが, 3~6ヵ月とされている[2,3].

なお, 急性期から慢性期を通じて一度も発作を起こしたことはないが, 脳卒中や脳外傷の急性期に予防的に開始された抗てんかん薬を継続服用している患者では, 抗てんかん薬の継続の必要性について検討すべきである. 急性期てんかん発作のない場合の抗てんかん薬継続投与は推奨されていない[4]. 抗てんかん薬を服用していると, 一度もてんかん発作を起こしていないにもかかわらず法的にはてんかんとみなされ, 交通事故を起こした場合などの取り扱いが複雑になりかねない. 一定期間, 運転をしないで抗てんかん薬を中止するよう提案することが望まれる. 運転停止の期間に明確な基準はないが, 脳卒中後てんかんや外傷後てんかんのリスク因子を考慮し, 頭部MRI画像で大脳に瘢痕がなければ運転停止期間は不要だが, 多脳葉にわたる場合には6ヵ月間などとすること

て
ん
か
ん

が妥当であろう.

📖Reference

1) Brown JWL, Lawn ND, Lee J, et al. : When is it safe to return to driving following first-ever seizure? J Neurol Neurosurg Psychiatry 2015 ; 86 : 60-64
2) 日本てんかん学会 : てんかんと運転に関する提言. 2012. Available from URL : http://square.umin. ac.jp/jes/images/jes-image/driveteigen2.pdf(2020 年 7 月 28 日引用)
3) An advisory board to the Driving Licence Committee of the European Union : Epilepsy and driving in Europe. A report of the second European Working Group on Epilepsy and Driving, an advisory board to the Driving Licence Committee of the European Union. Final report. 2005. Available from URL : https://ec.europa.eu/transport/road_safety/sites/roadsafety/files/pdf/behavior/ epilepsy_and_driving_in_europe_final_report_v2_en.pdf(2020 年 10 月 10 日引用)
4) Gilmore EJ, Maciel CB, Hirsch LJ, et al. : Review of the Utility of Prophylactic Anticonvulsant Use in Critically Ill Patients With Intracerebral Hemorrhage. Stroke 2016 ; 47 : 2666-2672

Question 2-4-1 心臓疾患，大血管疾患の患者に対し，自動車運転および運転免許についてどう指導するか？

推奨

- 重症心不全，胸痛のある狭心症，破裂の危険が高い形状や径の拡大を示す大動脈疾患，薬剤抵抗性の重篤な不整脈が認められる場合は治療を優先することが望ましい．
- 失神発作の既往，ペースメーカーや植込み型除細動器（ICD）の有無を確認する．

解説

　心臓疾患，大血管疾患は，予期できない状況で突発的に発症することが多く，また突然死に至ることが多い．総務省消防庁のデータによると，わが国で発生している心臓突然死の件数は，年間 65,000〜70,000 件とされ，1 日あたり 180〜190 人の心臓突然死が国内で発生している[1]．

　重篤な心臓疾患，大血管疾患を見逃さないために注意すべき症状は，胸痛，めまい，失神，動悸，呼吸困難であり，これらは 5 大症状といえる[1]．心筋梗塞では，胸部の圧迫感，違和感や絞めつけられる，といった症状があり，さらに息切れ，めまい，吐き気を伴う場合は特に注意が必要である．運動時に胸部の圧迫感がある場合は労作性狭心症，安静時にも胸痛が現れる場合は不安定狭心症の可能性があり，それぞれ心筋梗塞の前兆であることがある．激烈な痛みは大動脈瘤破裂や大動脈解離にみられる症状であり，命の危険が切迫した状態である可能性がある．また，腹痛や腰痛がみられる場合もある．心臓がドキドキする動悸症状は不整脈の症状である．冷や汗，めまいや気が遠くなる症状を伴う場合は特に注意が必要である．運転者は，日頃から健康状態を把握するとともに，注意すべき症状を理解し，これらの急な対応を要する症状が運転中に起こった場合にはすぐに運転を中止し，直ちに救急車を呼ぶなど医療機関を受診する[1]．自動車の運転中に，心臓疾患（心筋梗塞，心不全等）や，大血管疾患（急性大動脈解離，大動脈瘤破裂，急性肺血栓塞栓症等）が起こると，ショック状態，意識障害，心停止等を生じ，運転者が事故を回避するための行動をとることができなくなり，重大事故を引き起こすおそれがある．したがって，発症する前の早期発見や予防が重要となる．

　運転中の交通事故との関連が特に高い心臓疾患としては，冠動脈疾患，不整脈疾患，および一時的に意識を失う失神発作が挙げられる．これらの疾病は生活習慣の悪化および就労環境の影響により段階を追って発症リスクが高まる可能性があり，早期の段階で対策を講じ未然に発症を防ぐことが重要である．運転者および事業者は①運転者の生活習慣の改善と勤務環境の改善を検討し，②定期的な健康診断やスクリーニング検査の受

JCOPY 88002-799

併存疾患

診により病気を早期に発見し，③疾病を見逃さないための重要な症状を把握することで，発症の可能性を少しでも低くすることが重要となる[1]．

　心臓疾患，大血管疾患の患者の，運転の可否に関し，わが国の循環器学会などのガイドラインでは失神，ペースメーカー，植込み型除細動器（Implantable Cardioverter Defibrillator：ICD）植込み術後に関しては詳細なものがある（**Question 2-4-2，2-4-3** 参照）．しかし，心臓疾患や，大血管疾患など個々の疾患を有する際の運転の可否に関しては明確に示されていないのが現状である．したがって，基本的には，至適薬物療法と経皮的冠動脈形成術（percutaneous coronary intervention：PCI）や冠動脈バイパス術（coronary artery bypass graft：CABG）による虚血解除のための血行再建術を終了し，重篤な不整脈などの合併がなく安定した状態が確認された場合は運転に制限はないと考えられる．

　一方，車の運転の運動強度（1.5 METs 程度）[2]に耐えられない重症心不全例，胸痛（安静時，興奮時，運転時）のある狭心症例[3]，破裂の危険が高い形状や大動脈径の拡大（6 cm）を示す例[3]，薬剤抵抗性の重篤な不整脈の合併が残存する例は，原疾患の治療をきちんと行いコントロールできるまで運転は控えるべきである．

　事業者は医療機関からの情報，ならびに産業医による意見をもとにするなどして就業上の措置を決定する．運転者が疾病により安全な運転ができない状態であれば，運転業務から外すなどの就業上の措置を講じることを検討する必要がある．ただ，就業上の措置を決定する際は，運転者に対し不当に差別的な扱いをしないように注意する．

📖 Reference

1) 国土交通省自動車局事業用自動車健康起因事故対策協議会：自動車運送事業者における心臓疾患・大血管疾患対策ガイドライン．令和元年 7 月 5 日．Available from URL：https://www.mlit.go.jp/jidosha/anzen/03manual/data/heart_disease_guideline.pdf（2020 年 7 月 17 日引用）
2) 日本循環器学会，日本冠疾患学会，日本胸部外科学会，他：循環器病の診断と治療に関するガイドライン（2011 年度合同研究班報告）．心血管疾患におけるリハビリテーションに関するガイドライン（2012 年改訂版）．Available from URL：http://www.j-circ.or.jp/guideline/pdf/JCS2012_nohara_h.pdf（2020 年 7 月 17 日引用）
3) Drive & Vehicle Licensing Agency：Medical conditions, disabilities and driving. Available from URL：https://www.gov.uk/driving-medical-conditions（2020 年 7 月 17 日引用）

失神発作の既往のある心臓疾患患者に対し，自動車運転および運転免許についてどう指導するか？

推奨

- 失神の診断分類および自家用運転手か職業運転手かを確認する．
- 反射性（神経調節性）失神の場合は，単発・軽症か，再発性・重症かを確認する．
- 薬物治療，カテーテルアブレーション，ペースメーカー，植込み型除細動器（ICD）の有無を確認する．
- 運転の可否は原則として 2017 年米国心臓病学会議（ACC）/米国心臓協会（AHA）/米国不整脈学会（HRS）のガイドライン（表 8）と 2009 年欧州心臓病学会（ESC）のガイドライン（表 9）に従う．

解説

　心臓疾患では意識の消失（失神）をきたす症例が多く存在する．致死的不整脈の出現，壁運動の低下，大血管の閉塞機転，循環血液量の減少や血液分布異常により，血圧の低下や有効心拍出量の喪失が惹起され，失神が起こる．失神の前駆症状がまったくなく発症することもあり，また二次性の外傷などにより原因の解明に困難をきたすこともある．一方で生命予後は比較的良好であるが再発性の失神をきたす疾患も多く存在する．頸動脈の狭窄や脳血管病変の合併により，重篤ではない不整脈による軽度の血圧低下でも運転の障害となる意識障害が起こることもあり，全身状態の把握も重要である[1]．

　道路交通法の適用については道路交通法施行令がその細部を規定しており，一定の病気を有する例の運転免許の拒否，保留，取消し，または停止の対象となり，運転の可否を「個別に判断する」ことになった疾患は表 6 のとおりであり，再発性の失神に含まれる具体的状態を表 7 に示す[2]．これらの法制が整備された 2002 年当時，わが国では心臓再同期療法（Cardiac Resynchronization Therapy：CRT）治療は行われていなかったため CRT の記載はないが，運転再開に対し，両室ペースメーカー（CRT-Pacemaker：CRT-P）はペースメーカーと，両心室ペーシング機能付き植込み型除細動器（CRT-Defibrillator：CRT-D）は植込み型除細動器（Implantable Cardioverter Defibrillator：ICD）と，それぞれ同様の対応となる．道路交通法では，自動車運転免許の取得あるいは更新に際して，失神発作を有する者は自己申告が必要であり，その場合には医師の診断書が必要とされている．

　米国における 3,877 名の失神患者の調査では，381 名（9.8%）の患者が自動車運転中に失神発作をきたしていた[3]．また，自動車運転中の失神発作をきたした患者の原因疾患としては，反射性（神経調節性）失神が最多（37.3%）で，次いで心原性（不整脈性）

併存疾患

表6 免許の拒否，保留，取消し，または停止の対象となり，運転の可否を「個別に判断する」疾患

1. 統合失調症
2. てんかん
3. 再発性の失神
4. 無自覚性の低血糖症
5. そううつ病
6. 重度の眠気の症状を呈する睡眠障害
7. その他の精神障害（急性一過性精神病性障害，持続性妄想性障害など）
8. 脳卒中（脳梗塞，脳出血，くも膜下出血，一過性脳虚血発作など）
9. 認知症
10. アルコールの中毒者

（警察庁交通局運転免許課長通達：運転免許の欠格事由の見直し等に関する運用上の留意事項について．警察庁交通局，2010年3月30日）

表7 再発性の失神に含まれる具体的状態

a. 神経起因性（調節性）失神
b. 不整脈を原因とする失神
　①植込み型除細動器を植込んでいる者
　　ⅰ. 植込み型除細動器を植込み後に不整脈により意識を失った者
　　ⅱ. 植込み型除細動器を植込み前に不整脈により意識を失ったことがある者が，植込み後に不整脈により意識を失ったことがない場合
　　ⅲ. 植込み型除細動器を植込み前に不整脈により意識を失ったことがない者が，植込み後に不整脈により意識を失ったことがない場合
　　ⅳ. 電池消耗，故障などにより植込み型除細動器を交換した場合
　　ⅴ. 植込み型除細動器を植込んでいる者が免許を取得した場合
　　ⅵ. 植込み型除細動器を植込んでいる者の中型免許（中型免許〈8t限定〉を除く），大型免許および第二種免許
　②ペースメーカーを植込んでいる者
　　ⅰ. ペースメーカーを植込み後に不整脈により意識を失った者
　　ⅱ. ペースメーカーを植込み後に不整脈により意識を失ったことがない者
　③その他の場合
c. その他，特定の原因による失神（起立性低血圧など）

失神（11.8％）が多かった．自動車運転中に失神を経験した患者では運転中の失神の再発が約19％にみられ，その約半数は医療機関受診後6ヵ月以上たって再発していた[3,4]．しかし，自動車運転中に失神発作を経験した患者の運転中の再発率は性・年齢をマッチングさせたミネソタ州の一般人口での発生率とほぼ同じであった（0.8％/年）．以上のような結果をもとに，欧米においては各疾患におけるガイドラインが制定されている．ここでは2017年米国心臓病学会議（American College of Cardiology：ACC）/米国心臓協会（American Heart Association：AHA）/米国不整脈学会（Heart Rhythm Society：HRS）のガイドライン（表8）[1,5]と，自家用運転手と職業運転手とを対比させた2009年欧州心臓病学会（European Society of Cardiology：ESC）のガイドライン（表9）[6,7]とを提示する．わが国においてもこれらにもとづいた指導を行う．

📖 Reference

1）諏訪　哲：心疾患．臨床医のための疾病と自動車運転（一杉正仁，武原　格編）．三輪書店，東京，2018；pp93-102

表8 失神発作の診断および病態による自家用車運転制限期間

診断および状態	失神後運転再開までの観察期間等
起立性低血圧	1ヵ月
血管迷走神経性失神で過去 1 年間発作なし	制限なし
血管迷走神経性失神で過去 1 年間発作が 1〜6 回	1ヵ月
血管迷走神経性失神で過去 1 年間発作が 7 回以上	症状がコントロールされるまで禁止
状況失神のうち咳嗽失神を除く	1ヵ月
咳嗽失神で未治療のもの	禁止
咳嗽失神で咳嗽が抑制されたもの	1ヵ月
頸動脈洞症候群で未治療のもの	禁止
頸動脈洞症候群でペースメーカー治療がなされたもの	1週間
反射性ではない徐脈による失神で未治療のもの	禁止
反射性ではない徐脈による失神でペースメーカー治療がなされたもの	1週間
上室性頻拍による失神で未治療のもの	禁止
上室性頻拍による失神で薬物治療がなされたもの	1ヵ月
上室性頻拍による失神でカテーテルアブレーションがなされたもの	1週間
左室駆出率が 35% 未満で，不整脈による失神が推定され ICD の植込みのないもの	禁止
左室駆出率が 35% 未満で，不整脈による失神が推定され ICD の植込まれたもの	3ヵ月
駆出率が 35% 以上の器質的心疾患に伴う心室頻拍/心室細動による失神が推定され未治療のもの	禁止
駆出率が 35% 以上の器質的心疾患に伴う心室頻拍/心室細動による失神が推定され ICD およびガイドラインによる薬物治療がなされたもの	3ヵ月
遺伝的要因に伴う心室頻拍による失神が推定され未治療のもの	禁止
遺伝的要因に伴う心室頻拍による失神が推定され ICD またはガイドラインによる薬物治療がなされたもの	3ヵ月
器質的心疾患によらない右室流出路起源または左室流出路起源の心室頻拍などによると推察される失神で未治療のもの	禁止
器質的心疾患によらない右室流出路起源または左室流出路起源の心室頻拍などによると推察される失神でカテーテルアブレーションによる治療か薬物治療で抑制に成功したもの	3ヵ月
原因不明の失神	1ヵ月

(諏訪 哲：心疾患. 臨床医のための疾病と自動車運転（一杉正仁，武原 格編）. 三輪書店, 東京, 2018；p101（Shen WK, et al.：2017 ACC/AHA/HRS Guideline for the Evaluation and Management of Patients With Syncope：Executive Summary：A Report of the American College of Cardiology/American Heart Association Task Force on Clinical Practice Guidelines and the Heart Rhythm Society. J Am Coll Cardiol 2017；70：620-663 をもとに作成))

2) 不整脈に起因する失神例の運転免許取得に関する診断書作成と適性検査施行の合同検討委員会：不整脈に起因する失神例の運転免許取得に関する診断書作成と適性検査施行の合同検討委員会ステートメント. 不整脈 2003；19：502-512

3) Sorajja D, Nesbitt GC, Hodge DO, et al.：Syncope while driving：clinical characteristics, causes, and prognosis. Circulation 2009；120：928-934

4) Curtis AB, Epstein AE：Syncope while driving. How safe is safe? Circulation 2009；120：921-923

5) Shen WK, Sheldon RS, Benditt DG, et al.：2017 ACC/AHA/HRS Guideline for the Evaluation and Management of Patients With Syncope：Executive Summary：A Report of the American College of Cardiology/American Heart Association Task Force on Clinical Practice Guidelines and the Heart Rhythm Society. J Am Coll Cardiol 2017；70：620-663

6) Task Force for the Diagnosis and Management of Syncope；European Society of Cardiology

併存疾患

表9　失神患者の自家用運転手および職業運転手別の自動車運転に関する指針

診断		自家用運転手	職業運転手
不整脈	薬物治療	治療の有効性が確認されるまで禁止	治療の有効性が確認されるまで禁止
	ペースメーカー植込み	1週間は禁止	ペースメーカーの適切な作動が確認されるまで禁止
	カテーテルアブレーション	治療の有効性が確認されるまで禁止	長期間の有効性が確認されるまで禁止
	植込み型除細動器	一次予防で1ヵ月，二次予防で6ヵ月間禁止	永久的禁止
反射性（神経調節性）失神	単発，軽症	制限なし	危険（高速運転等）を伴わない場合は制限なし
	再発性，重症	症状がコントロールされるまで禁止	治療の有効性が確認されなければ禁止
原因不明の失神	―	重症の器質的心疾患や運転中の失神がなく，安定した前駆症状がある場合には制限なし	診断と適切な治療の有効性が確認されるまで禁止

（日本循環器学会，日本救急医学会，日本小児循環器学会，他：循環器病の診断と治療に関するガイドライン（2011年度合同研究班報告）：失神の診断治療ガイドライン（2012年改訂版）．Task Force for the Diagnosis and Management of Syncope；European Society of Cardiology（ESC）；European Heart Rhythm Association（EHRA）；Heart Failure Association（HFA）；Heart Rhythm Society（HRS）：Guidelines for the diagnosis and management of syncope（version 2009）．Eur Heart J 2009；30：2631-2671 より引用）

　　　（ESC）；European Heart Rhythm Association（EHRA）；Heart Failure Association（HFA）；Heart Rhythm Society（HRS）：Guidelines for the diagnosis and management of syncope（version 2009）．Eur Heart J 2009；30：2631-2671

7) 日本循環器学会，日本救急医学会，日本小児循環器学会，他：循環器病の診断と治療に関するガイドライン（2011年度合同研究班報告）：失神の診断治療ガイドライン（2012年改訂版）．Available from URL：http://www.j-circ.or.jp/guideline/pdf/JCS2012_inoue_h.pdf（2020年7月18日引用）

ペースメーカー，植込み型除細動器のある心臓疾患患者に対し，自動車運転および運転免許についてどう指導するか？

推奨

● ペースメーカー，植込み型除細動器（ICD）の植込み術後，心臓再同期療法（CRT），両心室ペーシング機能付き植込み型除細動器（CRT-D）の有無を確認する．

● 運転制限期間は，一次予防か二次予防か，ICD適切作動か不適切作動か，ICD交換か，リード交換のみかで異なるので，自動車運転に関する法的規制（表10）に従う．

解説

ペースメーカー，植込み型除細動器（Implantable Cardioverter Defibrillator：ICD）植込み術後の心臓疾患患者の自動車運転の許可および運転免許の維持には，日本不整脈心電学会あるいは日本心不全学会が主催するICD研修を履修した医師による診断書を各都道府県公安委員会へ提出することが必要で，運転の可否は公安委員会が判断する．

自動車運転に関する法的規制は，原則許可か原則禁止のどちらかである．また，ペースメーカー，心臓再同期療法（Cardiac Resynchronization Therapy：CRT）の植込みの場合と，ICD，両心室ペーシング機能付き植込み型除細動器（CRT-Defibrillator：CRT-D）の植込みの場合で運用方針が異なる．

ペースメーカー植込み例で植込み後に失神がない例は，運転に支障をきたすことが明らかな場合のみ免許を制限し，原則許可に相当する[1]．すなわちペースメーカーの植込み例に関しては，植込み後に意識消失がなく，医師の「運転を行わないように」との指導がない限り運転免許の制約は行われない．

一方，ICD，CRT-D植込み術後は，植込み術を受けた時点では，自動車運転は原則禁止となる．自動車運転に関する法的規制は，2003年以来数回にわたって改訂され，直近

表10 ICD植込み術後の運転制限期間の運用指針　ステートメント改訂のまとめ

新規植込み（二次予防）	新規植込み（一次予防）	ICD適切作動	ICD不適切作動*	ICD交換	リード交換
6ヵ月	7日	3ヵ月	意識障害がないなら制限なし	7日	7日

*意識障害を伴うものは，ICD適切作動と同様の制限を行う．
（日本不整脈心電学会，日本循環器学会，日本胸部外科学会「不整脈に起因する失神例の運転免許取得に関する診断書作成と適性検査施行の合同検討委員会ステートメント」改訂ワーキンググループ：「不整脈に起因する失神例の運転免許取得に関する診断書作成と適性検査施行の合同検討委員会ステートメント」改訂のための補遺・3．2017；p7より一部改変）

併存疾患

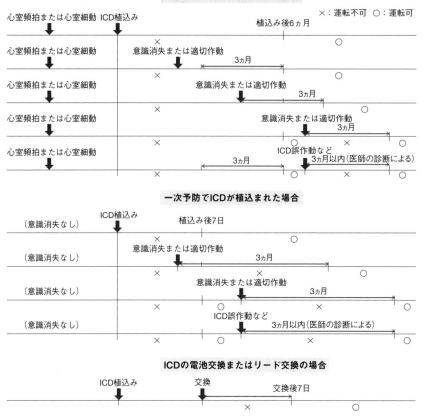

図5　ICD植込み患者における運転制限

（日本不整脈心電学会，日本循環器学会，日本胸部外科学会「不整脈に起因する失神例の運転免許取得に関する診断書作成と適性検査施行の合同検討委員会ステートメント」改訂ワーキンググループ：「不整脈に起因する失神例の運転免許取得に関する診断書作成と適性検査施行の合同検討委員会ステートメント」改訂のための補遺・3. 2017；pp6-7より一部改変）

の改訂は2017年である（**表10**）[2]．後述する調査結果などから一貫して運転制限期間が緩和されてきている．ICD（CRT-D）植込み患者における運転制限を以下に示すとともに，**図5**にまとめた[2]．

1. これまで意識消失のない一次予防でのICD新規植込み患者では，自動車運転制限期間は植込み後7日間とする．

2. ICD植込み後にICD適切作動，あるいは意識消失を生じた症例（不適切作動により意識消失した症例を含む）においては，運転を控えるよう指導し，その後3ヵ月間の観察でICDの作動（抗頻拍ペーシングを含む）も意識消失もみられなければ「運転を控えるべきとは言えない」旨の診断を考慮してよい．

3. ICD交換の前に「運転を控えるべきとは言えない」患者において，ICD本体交換後は7日間を観察期間とし，その間は運転を控えるよう指導（免許保留）する．また，ICDリード交換または追加を行った際には，術後7日間を観察期間とし，その間は運転を控えるよう指導（免許保留）する．

88002-799 **JCOPY**

4. CRT はペースメーカーと，CRT-D は ICD の植込み後と，それぞれ同様に取り扱う．

5. ICD 適切作動による 3 ヵ月間の運転制限終了後，運転再開時には新たに公安委員会へ医師の診断書を提出する．

これらの変更の根拠となる報告は以下のとおりである．

a) ICD 患者における自動車運転中の ICD 適切作動時の意識障害の予測発生率を，全運転免許保持者の年間交通事故発生率（0.653%）と比較し，前者が後者に比し十分低値であるかどうかについて，平成 9〜26（1997〜2014）年の間に国内で ICD 適切作動を認めた 886 例（計 1,415 イベント）の国内データを用いて検討した．植込みから初回作動までの期間は平均 1.7 年であり，また，初回作動から 2 回目作動までの期間は平均 0.6 年であった．計 1,415 イベントの中で，失神を伴う適切作動は 134 イベント（9.5%）であった．このデータをもとに，ICD 作動による運転中の意識障害の予測発生率を 3 ヵ月ごとに算出し，全運転免許保持者の年間交通事故発生率と比較した．その結果，適切作動後 3 ヵ月が経過した時点で自動車運転中の意識障害の予測発生率は 0.106% と算出され，この値は，平成 27 年度交通事故発生件数 0.653% の 1/6 以下となる．すなわち，自動車運転中の意識障害の予測発生率は，3 ヵ月が経過すれば全運転免許保持者の年間交通事故発生率より十分低値であると考えられた．この結果を「ICD の適切作動発現時は，それが意識障害や意識消失を伴っていなければ，運転制限期間は ICD 作動後 3 ヵ月間とする」との診断書発行を肯定する論拠とした[3]．

b) 二次予防目的での ICD 植込み患者には 6 ヵ月間の運転制限が果たされ，ICD 適切作動がなければその後「運転を控えるべきとは言えない」旨の診断書記載が可能となる．しかし，一次予防目的での ICD 植込み患者に関しては，二次予防での ICD 植込み後 6 ヵ月間運転制限期間を経た後の ICD 適切作動率よりさらに低いことが国内データで確認されている．したがって，ICD 植込みには入院治療が必要であることを考慮したうえで，従来の一次予防 ICD 植込み後の運転制限期間が 30 日間から 7 日間に短縮された．

c) リード交換後の運転制限期間に関しては，従来 30 日間の運転制限が設けられていた．しかし，リード抜去を伴う・伴わないにかかわらずリード交換手術では新規リード植込みを入院治療で行う点に関しては新規 ICD 植込みの場合と同じである．したがって，過去 3 ヵ月以内に ICD 適切作動のない患者におけるリード交換手術後の運転制限期間は，30 日間から 7 日間に短縮された．

📖 Reference

1）日本循環器学会，日本胸部外科学会，日本産業衛生学会，他：循環器病の診断と治療に関するガイドライン（2012 年度合同研究班報告）：ペースメーカ，ICD，CRT を受けた患者の社会復帰・就学・就労に関するガイドライン（2013 年改訂版）．Available from URL：http://www.j-circ.or.jp/guideline/pdf/JCS2013_okumura_h.pdf（2020 年 7 月 18 日引用）

併存疾患

2）日本不整脈心電学会，日本循環器学会，日本胸部外科学会「不整脈に起因する失神例の運転免許取得に関する診断書作成と適性検査施行の合同検討委員会ステートメント」改訂ワーキンググループ：「不整脈に起因する失神例の運転免許取得に関する診断書作成と適性検査施行の合同検討委員会ステートメント」改訂のための補遺・3. 2017年8月1日. Available from URL：http://new.jhrs.or.jp/pdf/guideline/statement201708_02.pdf（2020年7月26日引用）

3）Watanabe E, Abe H, Watanabe S：Driving restrictions in patients with implantable cardioverter defibrillators and pacemakers. J Arrhythm 2017；33：594-601

88002-799 JCOPY

糖尿病患者に対し，自動車運転および運転免許についてどう指導するか？

推奨

● 糖尿病のコントロールが良好であることを確認する.
● 低血糖対処法に十分習熟していることを確認する.
● 自動車運転能力を確認する.

解説

　糖尿病患者での自動車事故の報告は多数なされている．トロント大学の研究では，交通事故経験者の HbA1c は低い傾向にあり，重篤な低血糖の既往者は交通事故リスクが4倍になると報告している[1]．わが国でも，自動車運転中の突然死の併存症は，高血圧（53.2%），心臓疾患（37.5%），糖尿病（15.6%）の順となっており[2]，糖尿病は軽視できない事実がある.

　糖尿病患者が運転中に体調変化をきたした場合，まず注意すべき病態は「低血糖」である．通常，**表11** に示すような症状が存在し，かつそのときの血糖値が 60〜70 mg/dL 未満の場合を「低血糖症」という[3]．低血糖になりうる疾患や病態を**表12**に示す[3].

　15のメタ解析では，糖尿病患者が自動車事故を起こす確率は，糖尿病でない人に比べて 12〜19% 上昇にとどまり，大多数の糖尿病患者は，通常の生活を送っており，運転に支障はない[4]．糖尿病患者の多くは問題なく運転を行うことができ，低血糖を起こす患者であっても症状が現れた際自分で対応できる場合には運転を行うことが可能である（無自覚性低血糖症の既往のあるものに対する運転の可否に関しては **Question 2-4-5** 参照）．米国糖尿病学会（American Diabetes Association：ADA）は，「糖尿病であっても運転を控える必要はなく，運転ができないかどうかは医師の判断によるべきである」という声明を，2012 年に発表した[5]．ADA は，包括的禁止や規制には反対の姿勢をとっており，運転リスクを有する患者は，医師による評価を受けるよう，また低血糖が頻繁に起こる場合は主治医へ相談するよう勧めている.

併存疾患

表11　低血糖時に認められる症状

1. 交感神経刺激症状（発汗，不安，動悸，頻脈，手指振戦，顔面蒼白）
2. 中枢神経症状　　（頭痛，眼のかすみ，空腹感，眠気，異常行動，けいれん，昏睡）

（松村美穂子：糖尿病．臨床医のための疾病と自動車運転（一杉正仁，武原　格編集）．三輪書店，東京，2018；p104 より転載）

表12　低血糖を生じる疾患・病態

- 糖尿病治療薬に伴う低血糖
- インスリノーマ
- 反応性低血糖（胃切除後や2型糖尿病の初期）
- 糖尿病治療薬以外の薬剤による低血糖
- インスリンに対する抗体に起因する低血糖
    インスリン自己免疫症候群（インスリン自己抗体による低血糖）
    インスリン投与によって生じたインスリン抗体による低血糖
- 糖新生の抑制・低下（アルコール，肝硬変・肝不全）
- インスリン拮抗ホルモンの低下
- 膵外性腫瘍（IGF-Ⅱ産生腫瘍を含む）
- 詐病

（松村美穂子：糖尿病．臨床医のための疾病と自動車運転（一杉正仁，武原　格
編集）．三輪書店，東京，2018；p104 より転載）

　自動車運転をする糖尿病患者への注意喚起と指導を以下にまとめる[3]．

①「わたしは糖尿病です」カードの携帯

　このカードは，日本糖尿病協会が発行し，無料で糖尿病患者に配布している．このカードには，「意識不明になったり，異常な行動が見られたら，わたしの携帯している砂糖（ブドウ糖），またはジュースか砂糖水を飲ませてください．それでも回復しない時は，裏面の医療機関に電話して指示を受けてください」と記載されている．

②糖尿病薬の把握・理解

　現在投薬されている糖尿病薬が，低血糖になる可能性がある薬剤なのか否かを，自身で把握しておく必要がある．低血糖になる可能性がある薬剤の場合，その薬効がどのくらい持続するのか（内服あるいは注射後，何時間効果が持続するのか）を主治医に確認しておく必要がある．

③ブドウ糖の携帯，車中にも保管

　低血糖の際に対処できるブドウ糖を常備し，携帯しておく指導が必要である．また，車中では粉状のブドウ糖では対応が難しい場合もある．そのような状況に備えて，ゼリー状のブドウ糖やブドウ糖含有率の高いジュースを準備しておくことを勧める．

④運転前の血糖測定

　自己血糖測定器を持っている患者は食前や食間，長距離運転時は，運転する前に血糖測定を実施することを勧める．血糖値は 100 mg/dL 以上であることが望ましい．血糖が低い場合は補食をしたり，運転を控える対処が必要である．

⑤低血糖時には，すぐに車を停車

　少しでも低血糖症状が現れたら，すぐに運転を停止する義務がある．実際，わが国での低血糖による自動車事故の判例報告では，自動車運転過失致死傷や業務上過失致死で，有罪判決が下された例が多数ある[6]．それは，「低血糖の前兆を自覚できたのに，その時点で運転を中止せず，その後事故を起こした」「血糖値を自分でコントロールできたのに，運転前の糖分補給を怠り，事故を起こした」という理由からである．さらに，職業運転手の場合は，会社が行政責任を問われる場合もある．したがって，低血糖の前兆や低血糖症状が出現した際には，すぐに運転を止めて，車を安全な場所に停める対策を

88002-799

とらなければならない.

⑥運転の再開は慎重に行う

　低血糖症状が消失し,血糖値が目標に達していること(血糖値 100 mg/dL 以上)を確認してから,運転を再開するよう指導する.

　糖尿病合併症である網膜症,神経障害では,視力障害,運動・感覚障害(手足の感覚や筋力低下)によりアクセルやブレーキペダルの操作困難などが生じることも認識し,日頃からきちんとした糖尿病治療を行うとともに,自動車運転能力の評価が必要になる.実際に免許の取得や更新が可能かどうか,また,そのための条件や必要書類については各都道府県警察で運転適性相談を行っているので,事前に相談する(**Question 1-1-1** 参照).

　また,英国では,自動車やオートバイを運転する糖尿病患者は,インスリンを含む薬物治療により低血糖になる可能性がある場合には,運転免許証を取得するときなどに,インスリンで治療をしていることを英国運転免許庁(Driver and Vehicle Licensing Agency:DVLA)に伝えることが義務付けられている.また,インスリン療法を行っている糖尿病患者は,運転を開始する2時間前に血糖自己測定(Self Monitoring of Blood Glucose:SMBG)を行い,運転中も2時間ごとに車を止めて休憩をとり SMBG を行う,あるいは,2019年からフラッシュグルコースモニタリング(Flash Glucose Monitoring:FGM)やリアルタイム持続グルコース測定(Continuous Glucose Monitoring:CGM)を行っていれば,運転を認める方針を打ち出した[7].このように海外で運転を行う場合は,その国の状況を確認する必要がある.

📖 Reference

1) Redelmeier DA, Kenshole AB, Ray JG:Motor vehicle crashes in diabetic patients with tight glycemic control:a population-based case control analysis. PLoS Med 2009;6:e1000192

2) 一杉正仁,木戸雅人,黒須　明,他:運転中の突然死剖検例の検討.日本交通科学協議会誌 2007;7:3-7

3) 松村美穂子:糖尿病.臨床医のための疾病と自動車運転(一杉正仁,武原　格編).三輪書店,東京,2018;pp103-109

4) Cox DJ, Singh H, Lorber D, et al.:Diabetes and driving safety:science, ethics, legality and practice. Am J Med Sci 2013;345:263-265

5) American Diabetes Association, Lorber D, Anderson J, Arent S, JD, et al.:Diabetes and driving. Diabetes Care 2012;35(Suppl 1):S81-S86

6) 馬場美年子,一杉正仁,松村美穂子,他:糖尿病による意識障害に起因した自動車事故例の検討—本邦判例からみた運転者の注意義務と予防対策について—.日本交通科学協議会誌 2011;11:13-20

7) Driver and Vehicle Licensing Agency:Driving and diabetes. Available from URL:https://www.diabetes.org.uk/guide-to-diabetes/life-with-diabetes/driving(2020年7月18日引用)

併存疾患

無自覚性の低血糖症の既往のある患者に対し，自動車運転および運転免許についてどう指導するか？

推奨

● 無自覚性の低血糖症防止策を医師と相談していることを確認する．
● 今後，低血糖症により，運転に支障が生じる恐れがある場合は，運転を勧めることはできない．警察庁交通局運転免許課長通達「一定の病気等に係る運転免許関係事務に関する運用上の留意事項」に従う．

解説

　無自覚性の低血糖とは，低血糖の状態にあるにもかかわらず，手の震え，冷汗などの低血糖症状（交感神経症状）を自覚しない状態である．このような状態では，身体へのサインがないまま，突然，意識がもうろうとする，意識がなくなるなどの症状（中枢神経症状）が生じる．意識を失って，他の人の助けが必要となるような，重症な低血糖となる場合もある．運転中にこのような状況になると，非常に危険であるため，糖尿病の治療中に無自覚性の低血糖が起きて意識障害を起こす可能性がある場合には，自動車の運転に支障を及ぼすおそれがあり，運転は禁止である．

　2013年に改正された道路交通法により，無自覚性の低血糖が起きてしまい運転に支障のある可能性がある場合は，免許の取得や更新の時に申告が必要であり（道路交通法施行令第33条の2の3第2項第3号関係），虚偽の申告をして免許を取得・更新した場合には罰則が適用されることとなった（道路交通法第90条の第1項）．免許の取得・更新のときには正しく申告することが大切である．また，医師は任意で患者の診断結果を公安委員会に届け出ることが可能な制度も設けられた（**Question 1-1-1，1-2-6** 参照）．

　無自覚性の低血糖症は，薬剤性低血糖症とその他の低血糖症（腫瘍性疾患，内分泌疾患，肝疾患，インスリン自己免疫症候群等）に分類される[1]．運転者と同乗者，歩行者の安全を守るためにも，糖尿病で低血糖が心配な患者は，主治医とよく相談する必要がある．このような患者の主治医は，糖尿病の診療に熟達した経験豊富な医師であることが望まれる[2]．無自覚性の低血糖症を防ぐには，目標の血糖値を高めにする，インスリンの量・種類を変更する，飲み薬を変更する，食事を節制するなど治療の見直しをすることや，薬の飲み方などをきちんと守ることが大切である．**巻末資料1**「一定の病気等に係る免許の可否等の運用基準」の，無自覚性の低血糖症の項目参照．

📖 Reference

1) 警察庁交通局運転免許課長：一定の病気等に係る運転免許関係事務に関する運用上の留意事項について．警察庁丁運発第 109 号．平成 29 年 7 月 31 日．Available from URL：https://www.npa.go.jp/laws/notification/koutuu/menkyo/menkyo20170731_109.pdf（2020 年 7 月 18 日引用）
2) 日本糖尿病学会：「無自覚性低血糖症」を示す者の運転免許証の申請について（理事会見解）．2006．Available from URL：http://www.jds.or.jp/modules/information/index.php?content_id=28（2020 年 7 月 18 日引用）

併存疾患

Question 2-4-6 高血圧の患者に対し，自動車運転および運転免許についてどう指導するか？

推奨

● 適切な血圧レベルまでの降圧治療が行われていることを確認する．

解説

　わが国での自動車運転中の突然死の併存症は，高血圧（53.2%），心臓疾患（37.5%），糖尿病（15.6%）の順となっており[1]，日頃から厳密な血圧コントロールが必要である．日本高血圧学会や日本循環器学会の各種ガイドラインには，高血圧による運転制限の記載はないが，高血圧は，脳卒中，心臓病・大血管疾患，慢性腎臓病の主要な危険因子であることから，運転前に適切な血圧レベルまでの降圧治療を行うことが重要である．英国運転免許庁（Driver and Vehicle Licensing Agency：DVLA）では，悪性高血圧（血圧180/110 mmHg以上で臓器障害が進行している高血圧）では運転禁止とされ，高血圧治療を優先するように指示している[2]．

　さらに，運転中の血圧の変化については，渋滞時には収縮期20 mmHg，拡張期10 mmHg程度の血圧上昇がみられる[3]．バスの運転手では運転時間が長いほど血圧が高くなり，筋骨格系の症状が現れやすい[4]．また，運転時のヒヤリ体験，気温の変化でも血圧は上昇する．出発前に体調に異常はなく，健康診断でも心臓病・大血管疾患はなかったとしても，運転が短期的にも長期的にも大きなストレスを生じさせる業務であると認識し，さまざまな循環器疾患の発作の引き金になる危険を意識しなければならない．

Reference

1) 一杉正仁，木戸雅人，黒須　明，他：運転中の突然死剖検例の検討．日本交通科学協議会誌 2007；7：3-7
2) Drive and Vehicle Licensing Agency：Medical conditions, disabilities and driving. Available from URL：https://www.gov.uk/driving-medical-conditions（2020年7月18日引用）
3) Samra PB, Tomb PE, Hosni M, et al.：Traffic congestion and blood pressure elevation：a comparative cross-sectional study in Lebanon. J Clin Hypertens（Greenwich）2017；19：1366-1371
4) Johansson G, Evans GW, Cederström C, et al.：The effects of urban bus driving on blood pressure and musculoskeletal problems：a quasi-experimental study. Psychosom Med 2012；74：89-92

高齢者に対し，自動車運転および運転免許についてどう指導するか？

推奨

● 加齢に伴う視力や視野，反射能力，運動能力などの低下により，運転操作に必要な安全運転行動や運転技能が低下していないかを確認する．
● 75歳以上では認知機能検査を行い，認知機能に応じた講習の受講や臨時適性検査を受けることを説明する．
● 安全運転サポート車を運転することが望ましい．

解 説

　令和2（2020）年1月の65歳以上の人口は3,592万8千人となり，総人口に占める割合（高齢化率）は28.5％と約4人に1人以上となっている．国立社会保障・人口問題研究所の推計によれば，今後，総人口が減少する中で高齢者人口が増加することにより高齢化率は上昇を続け，2036年に33.3％と3人に1人となり，さらに2042年以降，高齢者人口が減少に転じた後も上昇傾向にあり，2065年には38.4％に達すると推計されている．

　令和元（2019）年末の運転免許保有者数は約8,216万人で，65歳以上の自動車運転免許保有者数が約1,885万人，75歳以上の免許保有者数は約583万人（75歳以上の人口の約3人に1人）で，今後も増加すると推計される．

　国，地方公共団体，関係機関等が一体となって総合的な交通安全対策に取り組んできた結果，交通事故死者数は大幅に減少し，平成28（2016）年には67年ぶりに4千人を下回った[1]．近年の交通事故死者数の減少割合に比べて，高齢者の死者数の減少割合が少なく，結果的に死者に占める65歳以上の割合が，平成17（2005）年の44.3％から平成28（2016）年の54.8％に増加している．そして，死者の年齢群別分布をみると，60歳以上，70歳以上で急激に死者数が増加している．

　死者の状態別では，歩行者では，特に60歳以上が占める割合が78.8％と高く，自転車乗員も73.7％で，ほぼ同様の傾向である．運転者を含む自動車乗員は54.8％であり，原付を含む二輪車乗員は25.0％ともっとも低かった[1]．高齢歩行者の事故死者が多いことはわが国の特徴であり，多くが自宅近くで事故に遭遇している．歩行者事故を低減させるには，歩行者みずからのマナー順守や安全対策はもちろんのこと，原付以上の自動車乗員に対する事故予防対策を徹底する必要があろう[1]．

　高齢ドライバーは，個人差はあるものの，加齢に伴う視力や視野，反射能力，運動能

表13 加齢により低下することが予測される運転技能

知覚・運動機能面
● ハンドル操作がぎこちなくなり，アクセル，ブレーキ操作が遅くなる
● 視力低下，視野の狭小化により人や標識，信号を見落とす
● 聴力の低下により周囲のブレーキ音や緊急車両等の警報音が聞き取りにくくなる
● 前方の突然のブレーキに瞬時に対応できなくなる

認知機能面
● 注意機能の低下により標識や信号など周囲の環境に注意を向けることができなくなる
● 視空間認知機能の低下により前方車両との適切な距離感がつかみづらくなり，カーブなどの際，車線からはみ出す
● 遂行機能の低下によりアクセル，ブレーキの踏み間違いや複数の情報処理が困難になる
● 記憶機能低下により標識に記載された情報保持が困難，何処に行くのか忘れ道に迷う

(飯田真也，加藤徳明，蜂須賀研二，他：高齢者の運転能力の判定．日本老年医学会雑誌 2018；55：203 より一部改変)

力などの低下により，運転操作に必要な安全運転行動や運転技能の低下をきたしていることが多い（**表13**)[2]．このような加齢による身体機能の低下は徐々に進むことから自覚しにくいという特徴がある．そのため，自分の運転能力を正しく判断できず，結果として安全運転行動がとれず事故につながっている．

また，認知症の有病率から認知症者の免許保有者数は100万人とも推計されている．認知症の疑われるドライバーによる高速道路逆走や交通事故が多発している現状から，警察庁は，平成29（2017）年3月12日，高齢運転者対策の推進を図るための規定の整備等を内容とする改正道路交通法を施行した[3]．その結果，75歳以上では認知機能検査が行われ，認知機能が低下しているおそれがない，認知機能が低下しているおそれがある，認知症のおそれがあるに分け，認知機能が低下しているおそれがない場合は，2時間の合理化講習を受講し，その他の場合は3時間の高度化講習を受講する（**図6**)[4]．認知症のおそれがある場合は，臨時適性検査を受検するか，または医師の作成した診断書を提出し，認知症と判断された場合は，免許取消しや停止となる（**Question 1-2-3** 参照）．

また，75歳以上の運転者が，一定の違反行為（信号無視，通行禁止違反など）を行った場合は，免許を更新する際に，臨時認知機能検査が行われる．そして，認知機能が低下しているおそれがない場合は，免許継続となり，認知機能が低下しているおそれがある場合は，臨時高齢者講習を受講し免許継続となる．認知症のおそれがある場合は，臨時適性検査受検または医師の診断書の提出が求められ，認知症でなければ臨時高齢者講習受講後免許継続となるが，認知症の場合は免許取消しや停止となる（**図7**)[4]．

75歳以上の運転者の死亡事故を分析すると，事象別には正面衝突等・人対車両・追突等が7割を占めるほか，その要因としてブレーキペダルとアクセルペダルの踏み間違いを原因とする死亡事故が他の年齢層と比べて高い水準にある．それを念頭に，2017年よりわが国では，高齢者を含めたすべてのドライバーによる交通事故の発生防止・被害軽減対策の一環として，自動ブレーキ（いわゆる衝突被害軽減ブレーキ）など複数の運転支援機能を備えた自動車を推奨している．このような自動車は安全運転サポート車と呼ばれ，「セーフティ・サポートカーS」（サポカーS）ならびに「セーフティ・サポートカー」（サポカー）の愛称がつけられている．政府は，この施策により，新型車における自動ブレーキ装着率を2020年までに9割に高めるという目標を掲げている．「サポカー」

88002-799 JCOPY

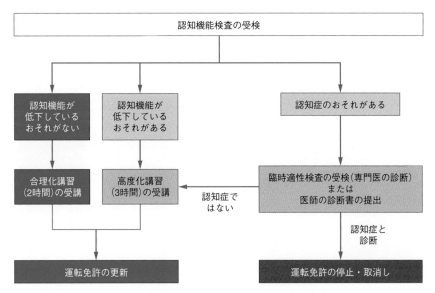

図6 75歳以上の高齢者の免許更新手続き

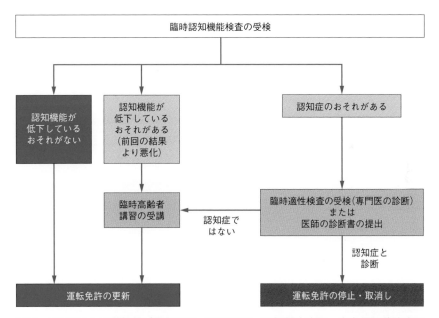

図7 75歳以上の高齢者が違反行為（信号無視，通行禁止違反，安全運転義務違反など）をした場合の免許更新手続き

は，すべての運転者に推奨する自動車で，自動ブレーキを搭載した車両となっている．コラム2「安全運転サポート車について」も参照のこと．

📖 Reference

1) 一杉正仁：高齢者がおこす自動車事故の特徴．日本老年医学会雑誌 2018；55：186-190
2) 飯田真也，加藤徳明，蜂須賀研二，他：高齢者の運転能力の判定．日本老年医学会雑誌 2018；55：202-207

併存疾患

3）警察庁：高齢運転者に関する交通安全対策の規定の整備について．2017 年 4 月 13 日．Available from URL：http://www.keishicho.metro.tokyo.jp/menkyo/koshu/koureisha_anzen.html（2020 年 7 月 18 日引用）

4）武原　格：障害者の自動車運転再開の流れ・注意点・可能性．Jpn J Rehabil Med 2017；54：377-382

88002-799 JCOPY

Column ❷ ▶ 安全運転サポート車について

松井靖浩（交通安全環境研究所）

　交通事故では，運転者の前方不注意により，先行車に衝突する後面衝突事故が約半数を占める．車同士の後面衝突事故防止対策として，カメラやミリ波レーダー等のセンサーで先行車を検知し，運転者への警報やブレーキ制御を行う技術（対車両被害軽減ブレーキ）がある．さらに，歩行者をセンサーで検知し，ブレーキ制御を行う技術（対歩行者被害軽減ブレーキ）も開発されている．政府は，対車両または対歩行者被害軽減ブレーキが搭載された車を「安全運転サポート車」と定義し，ユーザー購入時に推奨している．

　近年，高齢者のブレーキとアクセルの踏み間違えによる交通事故が社会的問題となっている．そこで，高齢運転者の誤操作による事故防止を目的とし，政府は新たに「安全運転サポート車 S」を次の 3 種に区分して定義し，高齢運転者への普及を推進している．①「ベーシック」では，対車両低速被害軽減ブレーキ（作動域は 30 km/h 以下）およびペダル踏み間違い時加速抑制装置，②「ベーシック＋」では，対車両被害軽減ブレーキ（作動域は 30 km/h 超過含）およびペダル踏み間違い時加速抑制装置，③「ワイド」では対車両被害軽減ブレーキ（作動域は 30 km/h 超過含），対歩行者被害軽減ブレーキ，ペダル踏み間違い時加速抑制装置，車線逸脱警報，先進ライトが搭載された車となる．ペダル踏み間違い時加速抑制装置には，運転者がアクセルをブレーキと間違えて強く踏み込んだ場合でも，カメラ，レーザー，ソナー等のセンサーで前方（および後方）の壁や車両等を検知し，エンジン出力抑制により急加速を防止するタイプ，さらにブレーキをかけて衝突を回避するタイプがある．車線逸脱警報は，カメラにより白線を検知し，車線逸脱時に警報する．先進ライトは，自動切替型前照灯，自動防眩型前照灯，または配光可変型前照灯のうちいずれか一つの前照灯を指す．自動切替型前照灯は，カメラにより対向車の前照灯や先行車の尾灯を検知した際，ハイビームからロービームへ自動で切り替わる．自動防眩型前照灯は，ハイビームにおいても，対向車や先行車への照射部のみを遮光する．配光可変型前照灯は，カーブ等で曲がる際，ハンドル操舵角および走行速度に応じて，照射軸を進行方向へ自動で調整する．

　上述の安全装置は，事故防止対策の技術として大いに期待されているが，悪天候等により正常に稼働しない場合がある．運転者は，万が一の時に安全装置の作動により恩恵を受ける可能性は大きいものの，決して安全装置を過信してはならない．

Column ❸ ▶ 認知機能が正常域である
高齢運転者の反応時間

蜂須賀研二（独立行政法人労働者健康安全機構 九州労災病院 門司メディカルセンター）

　反応時間とは刺激提示から観察可能な反応が生じるまでの時間のことであり，自動車運転の領域でもこの反応時間の研究は以前から行われていた[1]．安全な自動車運転のためには反応時間が一定のレベルにあることが重要であり，高齢者は若年者よりも反応時間が延長し[2]，20〜80歳の運転者で実際の運転時の反応時間を測定すると年齢に応じて延長し，さらに二重課題のもとで測定するとより大きく延長した[3]．

　我々は，認知機能低下のない健常者も高齢になると反応時間が延長し運転が危険となるのか否かを明らかにするために，頭部CT検査で明らかな異常所見はなく5項目の認知機能検査（Mini Mental State Examination，前頭葉機能検査，言語性対連合学習検査，Trail Making Test，Rey-Osterrieth複雑図形検査）がすべて正常域内である健常高齢運転者53名に，簡易自動車運転シミュレーター検査を行った[4]．シミュレーター検査の結果は，98％は総合判定で「運転適性あり」であり，認知反応時間に関しても60歳代群，70歳代群は対照群（20歳代）よりも有意に延長するが，60歳代群，70歳代群，80歳代群との間に有意差はなく，多くは20歳代の測定結果にもとづき設定した正常域内であった（図8）．すなわち，認知機能が正常であれば認知反応時間は年齢に応じて増加するのではなく，ある一定の範囲内に収まることが判明した．したがって，高齢者で認知機能が正常であれば，認知反応時間も大きくは延長せずシミュレーター検査で「運転適性あり」と判定され，多くは安全に運転ができると推定する．

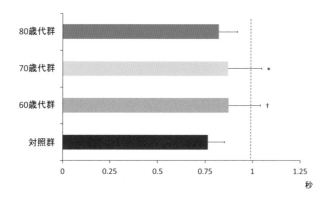

図8　健常高齢者の認知反応時間

対照群は20歳代健常者210名，図中の破線は正常上限（若年健常者202名のmean＋2SD）を示す．
＊：一元配置分散分析およびBonferroni検定，$p<0.05$，70歳代群 vs 対照群
†：同上，$p<0.05$，60歳代群 vs 対照群
（蜂須賀研二：高齢者の自動車運転特性と運転再開・中止の取り組み．Geriatric Medicine 2019；57：53-57より転載）

88002-799 JCOPY

一方，住民の疫学調査によれば 65 歳以上の高齢者では軽度認知障害 16%，認知症 12% で，両者を合わせると 28% であるが[5]，年齢が進むとその割合は明らかに増加し，認知機能が正常な高齢者の割合は減少する．したがって，高齢者の安全運転の判断は，年齢のみではなく，それぞれの認知機能や運転操作能力を評価して，個別的に安全運転の可能性を判断すべきである．

📖 Reference

1）Forster W：A test for drivers. Pers J 1928；7：161-171
2）Doroudgar S, Chuang HM, Perry PJ, et al.：Driving performance comparing older versus younger drivers. Traffic Inj Prev 2017；18：41-46
3）Svetina M：The reaction times of drivers aged 20 to 80 during a divided attention driving. Traffic Inj Prev 2016；17：810-814
4）門田　隆，和才慎二，松村直樹，他：高齢者に配慮した簡易自動車運転シミュレーター（SiDS version 3）と 5 年間無事故無違反の健常高齢者の運転特性．総合リハビリテーション 2020；48：65-72
5）Noguchi-Shinohara M, Yuki S, Dohmoto C, et al.：Differences in the prevalence of dementia and mild cognitive impairment and cognitive functions between early and delayed responders in a community-based study of the elderly. J Alzheimers Dis 2013；37：691-698

Column ❹ ▶ 自動運転技術の限界を知る ことの重要性

槇　徹雄（東京都市大学理工学部機械工学科）

　自動車の自動運転技術の実用化情報は，テレビや新聞等で日々報道されている．無人の自動運転車の運転レベルは，テストコースなどの限定した道路ではレーサー相当であり，レース競技での超高速度走行や，ドリフトと呼ばれるタイヤを横滑りさせてコーナを疾走させることも可能である．また自動運転技術は徐々に市販車に適用され，文言がより限定され「運転支援（レベル1）」から「部分運転自動化（レベル2）」として体験することが可能となっている（表14）．具体的には渋滞時に先行車に追随して走行する車間距離制御や走行車線の中央を維持する車線維持支援制御技術などであるが，何か異常事態が発生した場合は直ちに運転者が責任を持って主体的に運転することが前提条件になっており，このためハンドルのすぐそばに手を保持する必要がある（図9）．なお，令和2（2020）年4月以降の「条件付き運転自動化（レベル3）」では，ハンドルから完全に手を離した状態でも高速道路など限定された場所では完全な自動運転が可能となっているが，やはり緊急事態などでシステムから要請があった際には運転者の操作が必要となっている．このため，飲酒や睡眠はもちろんテレビやゲームに熱中することは法的にできない．

　政府や自動車メーカ，大学等の研究機関が自動運転の法整備や技術開発を鋭意努

表14　自動運転レベル

レベル	概　要	安全運転に係る監視，対応主体
運転者が一部またはすべての動的運転タスクを実行		
レベル0 運転自動化なし	・運転者がすべての動的運転タスクを実行	運転者
レベル1 運転支援	・システムが縦方向または横方向のいずれかの車両運動制御のサブタスクを限定領域において実行	運転者
レベル2 部分運転自動化	・システムが縦方向および横方向両方の車両運動制御のサブタスクを限定領域において実行	運転者
自動運転システムが（作動時は）すべての動的運転タスクを実行		
レベル3 条件付き運転自動化	・システムがすべての動的運転タスクを限定領域において実行 ・作動継続が困難な場合は，システムの介入要求等に適切に応答	システム （作動継続が困難な場合は運転者）
レベル4 高度運転自動化	・システムがすべての動的運転タスクおよび作動継続が困難な場合への応答を限定領域において実行	システム
レベル5 完全運転自動化	・システムがすべての動的運転タスクおよび作動継続が困難な場合への応答を無制限に（すなわち，限定領域内ではない）実行	システム

（高度情報通信ネットワーク社会推進戦略本部・官民データ活用推進戦略会議：官民ITS構想・ロードマップ2020（2020年7月15日），2020；p23）

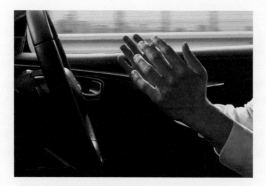

図 9　最新の自動運転技術・日産スカイライン
プロパイロット 2.0
（日産ホームページ：Available from URL：https://www3.nissan.
co.jp/vehicles/new/skyline.html（2020 年 10 月 10 日引用））

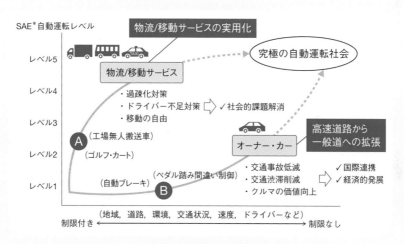

図 10　自動運転の将来像

＊SAE（Society of Automotive Engineers）：米国の標準化団体
（高度情報通信ネットワーク社会推進戦略本部・官民データ活用推進戦略会議：官民 ITS 構想・
ロードマップ 2020（2020 年 7 月 15 日）．2020；p135）

力しており，さらに世界統一基準とするべく国際連合で日米欧を中心に検討されて
いる．そして，政府のロードマップには 2025 年以降で高速道路での「高度運転自動
化（レベル 4 以上）」が可能となると記載されている．一方，（部分）運転自動化技
術を搭載した米国テスラ車が太陽光で前方を確認できずにトラックに激突して運転
者が死亡したり，ウーバーの市街地での実験車両が走行前方を横切った自転車を認
知できずに自転車乗員を死亡させたりする事故が発生しており，現状の技術の実力
として複雑な条件下でも 100％事故を防止できるとは断言できない状況である．今
後の運転自動化技術の展開としては，過疎地や廃路線化された特定の地域，高速道
路などの限定された場所が第一段階で，第二段階としての市街地では求められる技

術レベルが格段に高くなり，さらに技術の発展だけでなく制度との協調や無人で運転される自動車に対する全国民の受容性も重要になってくる．このため，市街地での完全運転自動化はもう少し時間がかかる可能性が高い（図 10）．

　最後に脳卒中を罹患された方が自動運転車を運転する際には，使用する自動車の取り扱い説明書をよく読み，どのような運転支援や部分運転自動化（自動運転レベル 1〜2），条件付き運転自動化（レベル 3）が可能か，逆にどのような運転が危険かを熟知し，基本的に運転自動化技術には限界があることを認識すべきである．もちろん，自動運転技術は日々発展しており，将来的には高度運転自動化（レベル 4 以上）のような最新の自動車では従来以上に安全で安心な運転自動化が可能であることはいうまでもない．

📖 Reference

1）高度情報通信ネットワーク社会推進戦略本部・官民データ活用推進戦略会議：官民 ITS 構想・ロードマップ 2020（2020 年 7 月 15 日）．Available from URL：https://www.kantei.go.jp/jp/singi/it2/kettei/pdf/20200715/2020_roadmap.pdf（2021 年 2 月 10 日引用）

2）日産ホームページ：Available from URL：https://www3.nissan.co.jp/vehicles/new/skyline.html（2020 年 10 月 10 日引用）

88002-799

資　料

1．一定の病気等に係る免許の可否等の運用基準

2．自動車等の運転に必要な適性についての免許試験における科目と合格基準

1 一定の病気等に係る免許の可否等の運用基準

（警察庁交通局運転免許課）

1 統合失調症（令第33条の2の3第1項関係）

(1) 医師が「自動車等の安全な運転に必要な認知，予測，判断又は操作のいずれかに係る能力（以下「安全な運転に必要な能力」という。）を欠くこととなるおそれのある症状を呈していない」旨の診断を行った場合（当該診断を行った理由が，自動車等の安全な運転に必要な能力を欠く状態となるおそれはあるが，そのような状態になった際は，自動車等の運転ができない状態であると判断されることにwである場合を除く.），免許の拒否，保留，取消し又は効力の停止（以下「拒否等」という.）は行わない.

(2) 医師が「6月以内に，上記（1）に該当すると診断できることが見込まれる」旨の診断を行った場合には，6月の免許の保留又は効力の停止（以下「保留又は停止」という.）とする.（医師の診断を踏まえて，6月より短期間の保留・停止期間で足りると認められる場合には，当該期間を保留・停止期間として設定する.）

保留・停止期間中に適性検査の受検又は診断書の提出の命令を発出し，
① 適性検査結果又は診断結果が上記（1）の内容である場合には拒否等は行わない.
② 「結果的にいまだ上記（1）に該当すると診断することはできないが，それは期間中に○○といった特殊な事情があったためで，さらに6月以内に上記（1）に該当すると診断できることが見込まれる」旨の内容である場合にはさらに6月の保留又は停止とする.（医師の診断を踏まえて，6月より短期間の保留・停止期間で足りると認められる場合には，当該期間を保留・停止期間として設定する.）
③ その他の場合には免許の拒否又は取消し（以下「拒否又は取消し」という.）とする.

(3) その他の場合には拒否又は取消しとする.

(4) 上記（1）の場合であって，かつ今後x年間（又はx月間）程度であれば，運転に支障のある症状が再発するおそれはないと認められるなどの診断を医師が行ったときは，一定期間（x年又はx月）後に臨時適性検査を行うこととする.

また，上記（1）の場合であって，統合失調症にかかっているとの診断がなされており，かつ運転に支障のある症状に関する今後の再発のおそれに係る医師の診断がなかったときは，6月後に臨時適性検査を行うこととする.

2 てんかん（令第33条の2の3第2項第1号関係）

(1) 以下のいずれかの場合には拒否等は行わない.
ア 発作が過去5年以内に起こったことがなく，医師が「今後，発作が起こるおそれがない」旨の診断を行った場合
イ 発作が過去2年以内に起こったことがなく，医師が「今後，x年程度であれば，発作が起こるおそれがない」旨の診断を行った場合
ウ 医師が，1年間の経過観察の後「発作が意識障害及び運動障害を伴わない単純部分発作に限られ，今後，症状の悪化のおそれがない」旨の診断を行った場合
エ 医師が，2年間の経過観察の後「発作が睡眠中に限って起こり，今後，症状の悪化のおそれがない」旨の診断を行った場合

(2) 医師が，「6月以内に上記（1）に該当すると診断できることが見込まれる」旨の診断を行った場合には，6月の保留又は停止とする.（医師の診断を踏まえて，6月より短期間の保留・停止期間で足りると認められる場合には，当該期間を保留・停止期間として設定する.）

保留・停止期間中に適性検査の受検又は診断書の提出の命令を発出し，
① 適性検査結果又は診断結果が上記（1）の内容である場合には拒否等は行わない.
② 「結果的にいまだ上記（1）に該当すると診断することはできないが，それは期間中に○○といった特殊な事情があったためで，さらに6月以内に上記（1）に該当すると診断できることが見込まれる」旨の内容である場合にはさらに6月の保留又は停止とする.（医師の診断を踏まえて，6月より短期間の保留・停止期間で足りると認められる場合には，当該期間を保留・停止期間として設定する.）
③ その他の場合には拒否又は取消しとする.

(3) その他の場合には拒否又は取消しとする.

(4) 上記（1）イに該当する場合については，一定期間（x年）後に臨時適性検査を行うこととする.

88002-799 JCOPY

（5）　なお，日本てんかん学会は，現時点では，てんかんに係る発作が，投薬なしで過去5年間なく，今後も再発のおそれがない場合を除き，通常は，中型免許（中型免許（8t限定）を除く.），大型免許及び第二種免許の適性はないとの見解を有しているので，これに該当する者がこれら免許の申請又は更新の申請を行った場合には，上記（2）及び（3）の処分の対象とならない場合であっても，当該見解を説明の上，当面，免許申請・更新申請に係る再考を勧めるとともに，申請取消しの制度の活用を慫慂することとする.

3　再発性の失神（令第33条の2の3第2項第2号関係）

（1）　神経起因性（調節性）失神

過去に神経起因性失神で意識を失ったことがある者に対しては，以下のとおりとする.

ア　医師が「発作のおそれの観点から，運転を控えるべきとはいえない」旨の診断を行った場合には拒否等を行わない.

イ　医師が「6月以内に上記アに該当すると診断できることが見込まれる」旨の診断を行った場合には6月の保留又は停止とする.（医師の診断を踏まえて，6月より短期間の保留・停止期間で足りると認められる場合には，当該期間を保留・停止期間として設定する.）

保留・停止期間中に適性検査の受検又は診断書の提出の命令を発出し，

①　適性検査結果又は診断結果が上記アの内容である場合には拒否等は行わない.

②　「結果的にいまだ上記アに該当すると診断することはできないが，それは期間中に○○といった特殊な事情があったためで，さらに6月以内に上記アに該当すると診断できることが見込まれる」旨の内容である場合にはさらに6月の保留又は停止とする.（医師の診断を踏まえて，6月より短期間の保留・停止期間で足りると認められる場合には，当該期間を保留・停止期間として設定する.）

③　その他の場合には拒否又は取消しとする.

ウ　その他の場合には拒否又は取消しとする.

（2）　不整脈を原因とする失神

ア　植込み型除細動器を植え込んでいる者に対しては以下のとおりとする.

（ア）　植込み型除細動器を植え込み後に不整脈により意識を失った者である場合には以下のとおりとする.

a　以下のいずれかの場合には拒否等は行わない.

(a) 医師が「植え込み後，意識を失ったのは○○が原因であるが，この原因については治療により回復したため，発作のおそれの観点から，運転を控えるべきとはいえない」旨の診断を行った場合

(b) 医師が「植え込み後，意識を失ったのは植込み型除細動器の故障が原因であるが，修理により改善されたため，発作のおそれの観点から，運転を控えるべきとはいえない」旨の診断を行った場合

b　医師が「6月以内に上記aに該当すると診断できることが見込まれる」旨の診断を行った場合には6月の保留・停止とする.（医師の診断を踏まえて，6月より短期間の保留・停止期間で足りると認められる場合には，当該期間を保留・停止期間として設定する.）

保留・停止期間中に適性検査の受検又は診断書の提出の命令を発出し，

①　適性検査結果又は診断結果が上記aの内容である場合には拒否等は行わない.

②　「結果的にいまだ上記aに該当すると診断することはできないが，それは期間中に○○といった特殊な事情があったためで，さらに6月以内に上記aに該当すると診断できることが見込まれる」旨の内容である場合にはさらに6月の保留又は停止とする.（医師の診断を踏まえて，6月より短期間の保留・停止期間で足りると認められる場合には，当該期間を保留・停止期間として設定する.）

③　その他の場合には拒否又は取消しとする.

c　その他の場合には拒否又は取消しとする.

d　上記a(a)及び(b)の診断については，臨時適性検査による診断に限り認められるものとする.

（イ）　植込み型除細動器を植え込み前に不整脈により意識を失ったことがある者が，植え込み後に不整脈により意識を失ったことがない場合には以下のとおりとする.

a　医師が「植え込み後6月を経過しており，過去6月以内に発作が起こったことがなく，かつ，発作のおそれの観点から，運転を控えるべきとはいえない」旨の診断を行った場合には拒否等は行わない.

b　医師が「6月以内に上記aに該当すると診断できることが見込まれる」旨の診断を行った場合には6月の保留又は停止とする.

保留・停止期間中に適性検査の受検又は診断書の提出の命令を発出し，

①　適性検査結果又は診断結果が上記aの内容である場合には拒否等は行わない.

②　「結果的にいまだ上記aに該当すると診断することはできないが，それは期間中に○○といった特殊な事情があったためで，さらに6月以内に上記aに該当すると診断できることが見込まれる」旨の内容である場合にはさらに6月の保留又は停止とする.（医師の診断を踏まえて，6月より短期間の保留・停止期間で足りると認められる場合には，当該期間を保留・停止期間として設定する.）

③　その他の場合には拒否又は取消しとする.

c　その他の場合には拒否又は取消しとする.

資料

（ウ）　植込み型除細動器を植え込み前に不整脈により意識を失ったことがない者が，植え込み後に不整脈により意識を失ったことがない場合には以下のとおりとする.

  a　医師が「植え込み後30日を経過しており，過去30日以内に発作が起こったことがなく，かつ，発作のおそれの観点から，運転を控えるべきとはいえない」旨の診断を行った場合には拒否等を行わない.

  b　医師が「30日以内に上記に該当すると判断できることが見込まれる」旨の診断を行った場合には30日の保留又は停止とする.

    保留・停止期間中に適性検査の受検又は診断書の提出の命令を発出し，

    ①　適性検査結果又は診断結果が上記aの内容である場合には拒否等は行わない.

    ②　「結果的にいまだ上記aに該当すると診断することはできないが，それは期間中に○○といった特殊な事情があったためで，さらに6月以内に上記aに該当すると診断できることが見込まれる」旨の内容である場合にはさらに6月の保留又は停止とする.（医師の診断を踏まえて，6月より短期間の保留・停止期間で足りると認められる場合には，当該期間を保留・停止期間として設定する.）

    ③　その他の場合には拒否又は取消しとする.

  c　その他の場合には拒否又は取消しとする.

（エ）　電池消耗，故障等により植込み型除細動器を交換した場合（（ア）から（ウ）までの規定による拒否又は取消し若しくは保留又は停止の事由に該当する者及び故障等を原因として植込み型除細動器が作動した後に交換した者を除く.）には以下のとおりとする.

  a　医師が「電池消耗，故障等により植込み型除細動器の本体及びリード線の交換を行い，当該交換後30日を経過しており，過去30日以内に発作が起こったことがなく，かつ，発作のおそれの観点から，運転を控えるべきとはいえない」旨の診断を行った場合には拒否等を行わない.

  b　医師が「電池消耗，故障等により植込み型除細動器の本体のみを交換し，交換後7日を経過しており，過去7日以内に発作が起こったことがなく，かつ，発作のおそれの観点から，運転を控えるべきとはいえない」旨の診断を行った場合には拒否等を行わない.

  c　医師が「30日以内に上記aに該当すると判断できることが見込まれる」旨の診断を行った場合には30日の保留又は停止とする.

    保留・停止期間中に適性検査の受検又は診断書の提出の命令を発出し，

    ①　適性検査結果又は診断結果が上記aの内容である場合には拒否等は行わない.

    ②　「結果的にいまだ上記aに該当すると診断することはできないが，それは期間中に○○といった特殊な事情があったためで，さらに6月以内に上記aに該当すると診断できることが見込まれる」旨の内容である場合にはさらに6月の保留又は停止とする.（医師の診断を踏まえて，6月より短期間の保留・停止期間で足りると認められる場合には，当該期間を保留・停止期間として設定する.）

    ③　その他の場合には拒否又は取消しとする.

  d　医師が「7日以内に上記bに該当すると判断できることが見込まれる」旨の診断を行った場合に7日の保留又は停止とする.

    保留・停止期間中に適性検査の受検又は診断書の提出の命令を発出し，

    ①　適性検査結果又は診断結果が上記bの内容である場合には拒否等は行わない.

    ②　「結果的にいまだ上記bに該当すると診断することはできないが，それは期間中に○○といった特殊な事情があったためで，さらに6月以内に上記bに該当すると診断できることが見込まれる」旨の内容である場合にはさらに6月の保留又は停止とする.（医師の診断を踏まえて，6月より短期間の保留・停止期間で足りると認められる場合には，当該期間を保留・停止期間として設定する.）

    ③　その他の場合には拒否又は取消しとする.

  e　その他の場合には拒否又は取消しとする.

（オ）　植込み型除細動器を植え込んでいる者が免許を取得した場合（上記（ア）a，（イ）a，（ウ）a並びに（エ）a及びbに該当する場合）には，6月後に臨時適性検査を行う.

（カ）　なお，日本不整脈学会は，植込み型除細動器を植え込んでいる者については中型免許（中型免許（8t限定）を除く.），大型免許及び第二種免許の適性はないとの見解を有しているので，これに該当する者がこれら免許の申請又は更新の申請を行った場合には，上記（ア）b及びc，（イ）b及びc，（ウ）b及びc並びに（エ）c，d及びeの処分の対象とならない場合であっても，当該見解を説明の上，当面，免許申請・更新申請に係る再考を勧めるとともに，申請取消しの制度の活用を慫慂することとする.

イ　ペースメーカーを植え込んでいる者に対しては以下のとおりとする.

（ア）　ペースメーカーを植え込み後に不整脈により意識を失った者である場合には以下のとおりとする.

  a　以下のいずれかの場合には拒否等は行わない.

  (a)　医師が「植え込み後，意識を失ったのは○○が原因であるが，この原因については治療により回復したため，発作のおそれの観点から，運転を控えるべきとはいえない」旨の診断を行った場合

  (b)　医師が「植え込み後，意識を失ったのはペースメーカーの故障が原因であるが，修理により改善されたため，発作のおそれの観点から，運転を控えるべきとはいえない」旨の診断を行った場合

  (c)　医師が「植え込み後，意識を失ったのは○○が原因であり，この原因についてはいまだ回復しているとはいえないが，発作のおそれの観点から，運転を控えるべきとはいえない」旨の診断を行った場合

88002-799　JCOPY

(d) 医師が「植え込み後，意識を失ったのは○○が原因であり，この原因についてはいまだ回復していると
　　　　はいえないが，今後，ｘ年程度であれば，発作のおそれの観点から，運転を控えるべきとはいえない」旨
　　　　の診断を行った場合
　　ｂ　医師が「６月以内に上記ａに該当すると診断できることが見込まれる」旨の診断を行った場合には６月
　　　の保留又は停止とする．（医師の診断を踏まえて，６月より短期間の保留・停止期間で足りると認められ
　　　る場合には，当該期間を保留・停止期間として設定する．）
　　　保留・停止期間中に適性検査の受検又は診断書の提出の命令を発出し，
　　　　① 適性検査結果又は診断結果が上記ａの内容である場合には拒否等は行わない．
　　　　② 「結果的にいまだ上記ａに該当すると診断することはできないが，それは期間中に○○といった
　　　　　特殊な事情があったためで，さらに６月以内に上記ａに該当すると診断できることが見込まれる」
　　　　　旨の内容である場合にはさらに６月の保留又は停止とする．（医師の診断を踏まえて，６月より短
　　　　　期間の保留・停止期間で足りると認められる場合には，当該期間を保留・停止期間として設定す
　　　　　る．）
　　　　③ その他の場合には拒否又は取消しとする．
　　ｃ　その他の場合には拒否又は取消しとする．
　　ｄ　上記ａ (d) に該当する場合については，一定期間（ｘ年）後に臨時適性検査を行うこととする．
　(イ)　ペースメーカーを植え込み後に不整脈により意識を失ったことがない者である場合には以下のとおりと
　　する．
　　ａ　医師が「「発作のおそれの観点から，運転を控えるべきとはいえない」（以下３ (2) イにおいて「免許
　　　取得可能」という．）とまではいえない」旨の診断を行った場合には拒否又は取消しとする．
　　ｂ　以下のいずれかの場合には６月の保留又は停止とする．（医師の診断を踏まえて，６月より短期間の保
　　　留・停止期間で足りると認められる場合には，当該期間を保留・停止期間として設定する．）
　　　(a) 医師が「６月以内に免許取得可能と診断できることが見込まれる」旨の診断を行った場合
　　　(b) 医師が「６月以内に，今後，ｘ年程度であれば，免許取得可能と診断できることが見込まれる」旨の
　　　　診断を行った場合
　　　上記 (a) 及び (b) の場合には，保留・停止期間中に適性検査の受検又は診断書の提出の命令を発出し，
　　　　① 適性検査結果又は診断結果が上記ａの内容である場合には拒否又は取消しとする．
　　　　② 以下のいずれかの場合にはさらに６月の保留又は停止とする．
　　　　　（医師の診断を踏まえて，６月より短期間の保留・停止期間で足りると認められる場合には，当該
　　　　　期間を保留・停止期間として設定する．）
　　　　　ⅰ 「結果的にいまだ免許取得可能と診断することはできないが，それは期間中に○○といった特
　　　　　　殊な事情があったためで，さらに６月以内に免許取得可能と診断できることが見込まれる」旨の
　　　　　　内容である場合
　　　　　ⅱ 「結果的にいまだ，今後ｘ年程度であれば免許取得可能と診断することはできないが，それは
　　　　　　期間中に○○といった特殊な事情があったためで，さらに６月以内に免許取得可能と診断できる
　　　　　　ことが見込まれる」旨の内容である場合
　　　　　③ その他の場合には拒否等は行わない．
　　ｃ　その他の場合には拒否等は行わない．
　　ｄ　「今後ｘ年程度であれば，免許取得可能」旨の診断を行った場合（上記ｃに該当）については，一定期
　　　間（ｘ年）後に臨時適性検査を行うこととする．
　ウ　その他の場合には以下のとおりとする．
　(ア)　以下のいずれかの場合には拒否等は行わない．
　　ａ　医師が「発作のおそれの観点から，運転を控えるべきとはいえない」旨の診断を行った場合
　　ｂ　医師が「今後，ｘ年程度であれば，発作のおそれの観点から，運転を控えるべきとはいえない」旨の診
　　　断を行った場合
　(イ)　医師が「上記（ア）に該当することが見込まれる」旨の診断を行った場合には６月の保留又は停止とす
　　る．（医師の診断を踏まえて，６月より短期間の保留・停止期間で足りると認められる場合には，当該期間
　　を保留・停止期間として設定する．）
　　　保留・停止期間中に適性検査の受検又は診断書の提出の命令を発出し，
　　　　① 適性検査結果又は診断結果が上記（ア）の内容である場合には拒否等は行わない．
　　　　② 「結果的にいまだ上記（ア）に該当すると診断することはできないが，それは期間中に○○といっ
　　　　　た特殊な事情があったためで，さらに６月以内に上記（ア）に該当すると診断できることが見込まれ
　　　　　る」旨の内容である場合にはさらに６月の保留又は停止とする．（医師の診断を踏まえて，６月より
　　　　　短期間の保留・停止期間で足りると認められる場合には，当該期間を保留・停止期間として設定す
　　　　　る．）
　　　　③ その他の場合には拒否又は取消しとする．
　(ウ)　その他の場合には拒否又は取消しとする．
　(エ)　上記（ア）ｂに該当する場合については，一定期間（ｘ年）後に臨時適性検査を行うこととする．

資料

(3) その他特定の原因による失神（起立性低血圧等）

過去にその他特定の原因で意識を失ったことがある者に対しては，以下のとおりとする．

ア　以下の場合には拒否等は行わない．

(ア)　医師が「発作のおそれの観点から，運転を控えるべきとはいえない」旨の診断を行った場合

(イ)　医師が「今後，x 年程度であれば，発作のおそれの観点から，運転を控えるべきとはいえない」旨の診断を行った場合

イ　医師が「6 月以内に上記アに該当すると診断できることが見込まれる」旨の診断を行った場合には 6 月の保留又は停止とする．（医師の診断を踏まえて，6 月より短期間の保留・停止期間で足りると認められる場合には，当該期間を保留・停止期間として設定する．）

保留・停止期間中に適性検査の受検又は診断書の提出の命令を発出し，

①　適性検査結果又は診断結果が上記アの内容である場合には拒否等は行わない．

②　「結果的にいまだ上記アに該当すると診断することはできないが，それは期間中に○○といった特殊な事情があったため，さらに 6 月以内に上記アに該当すると診断できることが見込まれる」旨の内容である場合にはさらに 6 月の保留又は停止とする．（医師の診断を踏まえて，6 月より短期間の保留・停止期間で足りると認められる場合には，当該期間を保留・停止期間として設定する．）

③　その他の場合には拒否又は取消しとする．

ウ　その他の場合には拒否又は取消しとする．

エ　上記ア（イ）に該当する場合については，一定期間（x 年）後に臨時適性検査を行うこととする．

4　無自覚性の低血糖症（令第 33 条の 2 の 3 第 2 項第 3 号関係）

(1)　薬剤性低血糖症

ア　過去 1 年以内に，起きている間にインスリン等の薬の作用により，前兆を自覚することなく意識の消失が現れたことがない場合については，以下のとおりとする．

(ア)　以下のいずれかの場合には拒否等は行わない．

a　医師が「（意識の消失その他自動車等の安全な運転に支障を及ぼす症状（以下「意識消失等」という．）の前兆を自覚できており，）運転を控えるべきとはいえない」旨の診断を行った場合

b　医師が「（意識消失等の前兆を自覚できないことがあるが，運転中における意識消失等を防止するための措置が実行できると認められることから，）運転を控えるべきとはいえない」旨の診断を行った場合

(イ)　医師が「6 月以内に上記（ア）に該当すると診断できることが見込まれる」旨の診断を行った場合には 6 月の保留又は停止とする．（医師の診断を踏まえて，6 月より短期間の保留・停止期間で足りると認められる場合には，当該期間を保留・停止期間として設定する．）

保留・停止期間中に適性検査の受検又は診断書の提出の命令を発出し，

①　適性検査結果又は診断結果が上記（ア）の内容である場合には拒否等は行わない．

②　「結果的にいまだ上記（ア）に該当すると診断することはできないが，それは期間中に○○といった特殊な事情があったため，さらに 6 月以内に上記（ア）に該当すると診断できることが見込まれる」旨の内容である場合にはさらに 6 月の保留又は停止とする．（医師の診断を踏まえて，6 月より短期間の保留・停止期間で足りると認められる場合には，当該期間を保留・停止期間として設定する．）

③　その他の場合には拒否又は取消しとする．

(ウ)　その他の場合には拒否又は取消しとする．

イ　過去 1 年以内に，起きている間で，インスリン等の薬の作用により，前兆を自覚することなく意識の消失が現れたことがある場合については以下のとおりとする．

(ア)　以下のいずれかの場合には拒否等は行わない．

a　医師が「意識消失等の前兆を自覚できており，運転を控えるべきとはいえない．1 年以内の意識の消失も，運転を控えるべきとはいえないと認められる状態で起きている」旨の診断を行った場合

b　医師が「意識消失等の前兆を自覚できないことがあるが，運転中における意識消失等を防止するための措置が実行できると認められることから，運転を控えるべきとはいえない．1 年以内の意識の消失も運転を控えるべきとはいえないと認められる状態で起きている」旨の診断を行った場合

c　医師が「（意識の消失を起こした時には運転を控えるべき状態にあったが，）その後の治療により，意識消失等の前兆を自覚できており，又は意識消失等の前兆を自覚できないことがあるが，運転中における意識消失等を防止するための措置が実行できると認められることから，現時点では運転を控えるべきとはいえない」旨の診断を行った場合

(イ)　医師が「6 月以内に上記（ア）c に該当すると診断できることが見込まれる」旨の診断を行った場合には 6 月の保留・停止とする．（医師の診断を踏まえて，6 月より短期間の保留・停止期間で足りると認められる場合には，当該期間を保留・停止期間として設定する．）

保留・停止期間中に適性検査の受検又は診断書の提出の命令を発出し，

①　適性検査結果又は診断結果が上記（ア）c の内容である場合には拒否等は行わない．

88002-799　JCOPY

② 「結果的にいまだ上記（ア）ｃに該当すると診断することはできないが，それは期間中に○○といった特殊な事情があったためで，さらに６月以内に上記（ア）ｃに該当すると診断できることが見込まれる」旨の内容である場合にはさらに６月の保留又は停止とする．（医師の診断を踏まえて，６月より短期間の保留・停止期間で足りると認められる場合には，当該期間を保留・停止期間として設定する．）

③ その他の場合には拒否又は取消しとする．

（ウ）その他の場合には拒否又は取消しとする．

（エ）上記（ア）ｃの診断については，臨時適性検査による診断に限り認められるものとする．

(2) その他の低血糖症（腫瘍性疾患，内分泌疾患，肝疾患，インスリン自己免疫症候群等）

ア 以下のいずれかの場合には拒否等は行わない．

（ア）医師が「発作のおそれの観点から，運転を控えるべきとはいえない」旨の診断を行った場合

（イ）医師が「今後，ｘ年程度であれば，発作のおそれの観点から，運転を控えるべきとはいえない」旨の診断を行った場合

イ 医師が「６月以内に上記アに該当すると診断できることが見込まれる」旨の診断を行った場合には６月の保留又は停止とする．（医師の診断を踏まえて，６月より短期間の保留・停止期間で足りると認められる場合には，当該期間を保留・停止期間として設定する．）

保留・停止期間中に適性検査の受検又は診断書の提出の命令を発出し，

① 適性検査結果又は診断結果が上記アの内容である場合には拒否等は行わない．

② 「結果的にいまだ上記アに該当すると診断することはできないが，それは期間中に○○といった特殊な事情があったためで，さらに６月以内に上記アに該当すると診断できることが見込まれる」旨の内容である場合にはさらに６月の保留又は停止とする．（医師の診断を踏まえて，６月より短期間の保留・停止期間で足りると認められる場合には，当該期間を保留・停止期間として設定する．）

③ その他の場合には拒否又は取消しとする．

ウ その他の場合には拒否又は取消しとする．

エ 上記ア（イ）に該当する場合については，一定期間（ｘ年）後に臨時適性検査を行うこととする．

5 そううつ病（令第33条の２の３第３項第１号関係）

上記１統合失調症と同様．

6 重度の眠気の症状を呈する睡眠障害（令第33条の２の３第３項第２号関係）

(1) 医師が「現在，睡眠障害で重度の眠気を生ずるおそれがあり，６月以内に重度の眠気が生じるおそれがなくなる見込みがあるとはいえない」旨の診断を行った場合には拒否又は取消しとする．

(2) 医師が「現在，睡眠障害で重度の眠気を生ずるおそれがあるが，６月以内に重度の眠気が生じるおそれがなくなる見込みがある」との診断を行った場合には６月の保留又は停止とする．（医師の診断を踏まえて，６月より短期間の保留・停止期間で足りると認められる場合には，当該期間を保留・停止期間として設定する．）

保留・停止期間中に適性検査の受検又は診断書の提出の命令を発出し，

① 適性検査結果又は診断結果が「重度の眠気が生じるおそれがない」旨の内容である場合には拒否等は行わない．

② 「結果的にいまだ「重度の眠気が生じるおそれがない」旨の診断をすることはできないが，それは期間中に○○といった特殊な事情があったためで，さらに６月以内に「重度の眠気が生じるおそれがなくなる見込みがある」旨の内容である場合にはさらに６月の保留又は停止とする．（医師の診断を踏まえて，６月より短期間の保留・停止期間で足りると認められる場合には，当該期間を保留・停止期間として設定する．）

③ 「６月以内に重度の眠気が生ずるおそれがなくなる見込みがあるとはいえない」旨の内容である場合には拒否又は取消しとする．

(3) その他の場合には拒否等は行わない．

7 その他精神障害（急性一過性精神病性障害，持続性妄想性障害等）（令第33条の２の３第３項第３号関係）

上記１統合失調症と同様．

8 脳卒中（脳梗塞，脳出血，くも膜下出血，一過性脳虚血発作等）（令第33条の２の３第３項第３号関係）

(1) 慢性化した症状

見当識障害，記憶障害，判断障害，注意障害等は「認知症」，運動障害（麻痺），視覚障害（視力障害等）及び聴覚障害については「身体の障害」に係る規定等に従うこととする．

(2) 発作により生ずるおそれがある症状

ア 脳梗塞等の発作により次の障害のいずれかが繰り返し生じている場合については，拒否又は取消しとする．

（ア）意識障害，見当識障害，記憶障害，判断障害，注意障害等（認知症に相当する程度の障害に限る．）

（イ）運動障害（免許の取消事由に相当する程度の障害に限る．）

（ウ）視覚障害等（免許の取消事由に相当する程度の障害に限る．）

イ アを除き，過去に脳梗塞等の発作でアに掲げる障害のいずれかが生じたことがある場合については，以下のとおりとする．

資料

（ア）　医師が「「発作のおそれの観点から，運転を控えるべきとはいえない」（以下8において「免許取得可能」という．）とまではいえない」旨の診断を行った場合には拒否又は取消しとする．

（イ）　以下のいずれかの場合には6月の保留又は停止とする．（医師の診断を踏まえて，6月より短期間の保留・停止期間で足りると認められる場合には，当該期間を保留・停止期間として設定する．）

  a　医師が「6月以内に，免許取得可能と診断できることが見込まれる」旨の診断を行った場合

  b　医師が「6月以内に，今後x年程度であれば，免許取得可能と診断できることが見込まれる」旨の診断を行った場合

    上記a及びbの場合には，保留・停止期間中に適性検査の受検又は診断書の提出の命令を発出し，

    ①　適性検査結果又は診断結果が上記ア及びイ（ア）の内容である場合には拒否又は取消しとする．

    ②　以下のいずれかの場合にはさらに6月の保留又は停止とする．（医師の診断を踏まえて，6月より短期間の保留・停止期間で足りると認められる場合には，当該期間を保留・停止期間として設定する．）

      i　「結果的にいまだ免許取得可能と診断することはできないが，それは期間中に○○といった特殊な事情があったためで，さらに6月以内に免許取得可能と診断できることが見込まれる」旨の内容である場合

      ii　「結果的にいまだ，今後x年程度であれば免許取得可能と診断することはできないが，それは期間中に○○といった特殊な事情があったためで，さらに6月以内に，今後x年程度であれば免許取得可能と診断できることが見込まれる」旨の内容である場合

    ③　その他の場合には拒否等は行わない．

（ウ）　その他の場合には拒否等は行わない．

（エ）　「今後x年程度であれば，免許取得可能」旨の診断を行った場合（上記イ（ウ）に該当）については，一定期間（x年）後に臨時適性検査を行うこととする．

(3)　本基準については，脳動脈瘤破裂，脳腫瘍等についても準用する．

9　認知症（法第90条第1項第1号の2及び法第103条第1項第1号の2関係）

(1)　アルツハイマー型認知症，血管性認知症，前頭側頭型認知症（ピック病）及びレビー小体型認知症
　　拒否又は取消しとする．

(2)　その他の認知症（甲状腺機能低下症，脳腫瘍，慢性硬膜下血腫，正常圧水頭症，頭部外傷後遺症等）

ア　医師が「認知症について回復の見込みがない」又は「認知症について6月以内に回復する見込みがない」旨の診断を行った場合には，拒否又は取消しとする．

イ　医師が「認知症について6月以内に回復する見込みがある」旨の診断を行った場合には，6月の保留又は停止とする．（医師の診断を踏まえて6月より短期間の保留・停止期間で足りると認められる場合には，当該期間を保留・停止期間として設定する．）

    保留・停止期間中に適性検査の受検又は診断書の提出の命令を発出し，

    ①　適性検査結果又は診断結果が「認知症について回復した」旨の内容である場合には拒否等を行わない．

    ②　「結果的にいまだ回復した旨の診断はできないが，それは期間中に○○といった特殊な事情があったためで，さらに6月以内にその診断を行う見込みがある」旨の内容である場合にはさらに6月以内の保留又は停止とする．

    ③　その他の場合には拒否又は取消しとする．

(3)　認知症ではないが認知機能の低下がみられ今後認知症となるおそれがある場合医師が「軽度の認知機能の低下が認められる」「境界状態にある」「認知症の疑いがある」等の診断を行った場合には，その後認知症となる可能性があることから，6月後に臨時適性検査を行うこととする．

　　なお，医師の診断結果を踏まえて，より長い期間や短い期間を定めることも可能である．（ただし，長期の場合は最長でも1年とする．）

10　アルコールの中毒者（法90条第1項第2号及び法第103条第1項第3号）

(1)　アルコールの中毒者については，国際疾病分類（ICD-10）の「アルコール使用による精神および行動の障害」においてF10.2〜F10.9までに該当し，かつ下記①から③のいずれか又は全てを満たさないものとし，医師がその旨の診断を行った場合には拒否又は取消しとする．

    ①　断酒を継続している．

    ②　アルコール使用による精神病性障害や健忘症候群，残遺性障害及び遅発性の精神病性障害（アルコール幻覚症，認知症，コルサコフ症候群等）のない状態を続けている．

    ③　再飲酒するおそれが低い．

    なお，①及び②といえるためには，最低でも6か月以上その状態を継続していることを要し，①の期間について，入院その他の理由により本人の意思によらず飲酒できない環境にいた期間については断酒を継続している期間として算入しない．

（2） 医師が「アルコール依存症であり，現時点では上記（1）の①から③の全てを満たすと診断することはできないが，6月以内に，上記（1）の①から③の全てを満たすと診断することができると見込まれる」旨の診断を行った場合には，6月の保留又は停止とする．（医師の診断を踏まえて，6月より短期間の保留・停止期間で足りると認められる場合には，当該期間を保留・停止期間として設定する．）

保留・停止期間中に適性検査の受検又は診断書の提出の命令を発出し，

① 適性検査結果又は診断結果がアルコール依存症について上記（1）の①から③の全てを満たす内容である場合には拒否等は行わない．

② 「結果的にいまだアルコール依存症について上記（1）の①から③の全てを満たすと診断することはできないが，それは期間中に○○といった特殊な事情があったためで，さらに6月以内に上記（1）の①から③の全てを満たすと診断することができると見込まれる」旨の内容である場合にはさらに6月の保留又は停止とする．

③ その他の場合には拒否又は取消しとする．

（3） 医師が「アルコール依存症（国際疾病分類（ICD-10）における F10.2〜F10.9 までに該当）であるが上記（1）の①から③の全てを満たす」旨の診断を行った場合には拒否等は行わない．

なお，慢性化した運動障害が残る場合については「身体の障害」に係る規定等に従うこととする．

資料

2 自動車等の運転に必要な適性についての免許試験における科目と合格基準

（道路交通法施行規則第 23 条より抜粋）

【適性試験】

　自動車等の運転に必要な適性についての免許試験（以下「適性試験」という．）は，次の表の左に掲げる科目について行うものとし，その合格基準は，それぞれ同表の右に定めるとおりとする．

科目	合格基準
視力	一　大型免許，中型免許，大型自動車仮免許（以下「大型仮免許」という．），中型自動車仮免許（以下「中型仮免許」という．），牽引免許及び第二種運転免許（以下「第二種免許」という．）に係る適性試験にあっては，視力（万国式試視力表により検査した視力で，矯正視力を含む．以下同じ．）が両眼で〇・八以上，かつ，一眼でそれぞれ〇・五以上であること．
	二　原付免許及び小型特殊自動車免許（以下「小型特殊免許」という．）に係る適性試験にあっては，視力が両眼で〇・五以上であること又は一眼が見えない者については，他眼の視野が左右一五〇度以上で，視力が〇・五以上であること．
	三　前二号の免許以外の免許に係る適性試験にあっては，視力が両眼で〇・七以上，かつ，一眼でそれぞれ〇・三以上であること又は一眼の視力が〇・三に満たない者若しくは一眼が見えない者については，他眼の視野が左右一五〇度以上で，視力が〇・七以上であること．
色彩識別能力	赤色，青色及び黄色の識別ができること．
深視力	大型免許，中型免許，大型仮免許，中型仮免許，牽引免許及び第二種免許に係る適性試験にあっては，三桿法の奥行知覚検査器により二・五メートルの距離で三回検査し，その平均誤差が二センチメートル以下であること．
聴力	一　大型免許，中型免許，普通免許，大型特殊自動車免許（以下「大型特殊免許」という．），牽引免許，第二種免許及び仮免許に係る適性試験にあっては，両耳の聴力（大型免許，中型免許，普通免許，大型特殊免許，牽引免許及び仮免許に係る適性試験にあっては，補聴器により補われた聴力を含む．）が一〇メートルの距離で，九〇デシベルの警音器の音が聞こえるものであること．
	二　一に定めるもののほか，普通免許及び普通自動車仮免許（以下「普通仮免許」という．）に係る適性試験にあっては，両耳の聴力が一〇メートルの距離で，九〇デシベルの警音器の音が聞こえるものではないが，法第91条の規定により，運転する普通自動車の進路と同一の進路及び進路を運転者席の反対側に変更しようとする場合にその変更した後の進路と同一の進路を後方から進行してくる自動車等を運転者席から容易に確認することができることとなる後写鏡（以下「特定後写鏡」という．）を使用すべきこととする条件を付することにより，当該普通自動車の安全な運転に支障を及ぼすおそれがないと認められること．
運動能力	一　令第38条の2第4項第1号又は第2号に掲げる身体の障害がないこと．
	二　一に定めるもののほか，自動車等の安全な運転に必要な認知又は操作のいずれかに係る能力を欠くこととなる四肢又は体幹の障害があるが，法第91条の規定による条件を付することにより，自動車等の安全な運転に支障を及ぼすおそれがないと認められること．

索 引
Index

88002-799　JCOPY

Clinical Guidance for Management of Driving after Stroke and Traumatic Brain Injury

edited by **The Japanese Association of Rehabilitation Medicine**

ⒸFirst edition, 2021 published by SHINKOH IGAKU SHUPPAN CO. LTD., TOKYO.
Printed & bound in Japan.

Ⓒ2021

	第 3 刷	2024 年 5 月 28 日
	第 1 版発行	2021 年 5 月 20 日

脳卒中・脳外傷者の
自動車運転に関する指導指針

（定価はカバーに
表示してあります）

検 印	
省 略	

編集	公益社団法人	
	日本リハビリテーション医学会	
	臨床医のための脳卒中・脳外傷者の	
	自動車運転に関する指導指針策定委員会	
発行者		林　　峰　子
発行所		株式会社 新興医学出版社

〒113-0033　東京都文京区本郷6丁目26番8号
電話　03（3816）2853　　FAX　03（3816）2895

印刷　三報社印刷株式会社　　ISBN　978-4-88002-799-9　　郵便振替　00120-8-191625